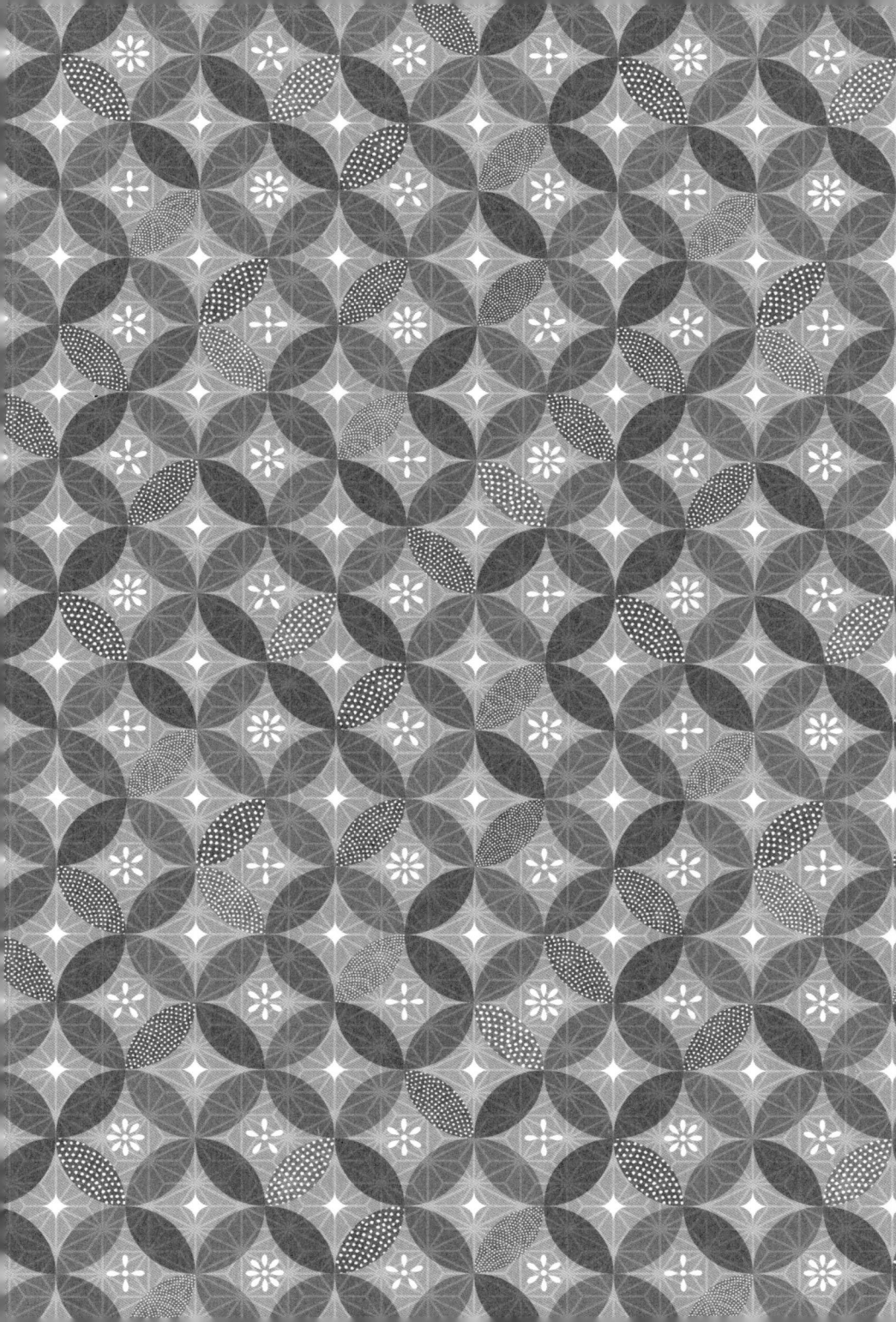

정신병에
걸린 것 같아요?

정신병에 걸린 것 같아요?

초판발행일 | 2025년 7월 17일

지 은 이 | mindhaven247
펴 낸 이 | 배수현
디 자 인 | 천현정
제　　 작 | 송재호
홍　　 보 | 배예영
물　　 류 | 이슬기
문　　 의 | 안미경

펴 낸 곳 | 가나북스 www.gnbooks.co.kr
출 판 등 록 | 제393-2009-000012호
전　　 화 | 031) 959-8833(代)
팩　　 스 | 031) 959-8834

ISBN 979-11-6446-127-1 (03190)

※ 가격은 뒤표지에 있습니다.
※ 잘못된 책은 구입하신 곳에서 교환해 드립니다.

정신병을 선물로 바꾸는 7가지 방법

정신병에
걸린 것 같아요?

: 조현병·우울증 환우들을 위하여!

mindhaven247 지음

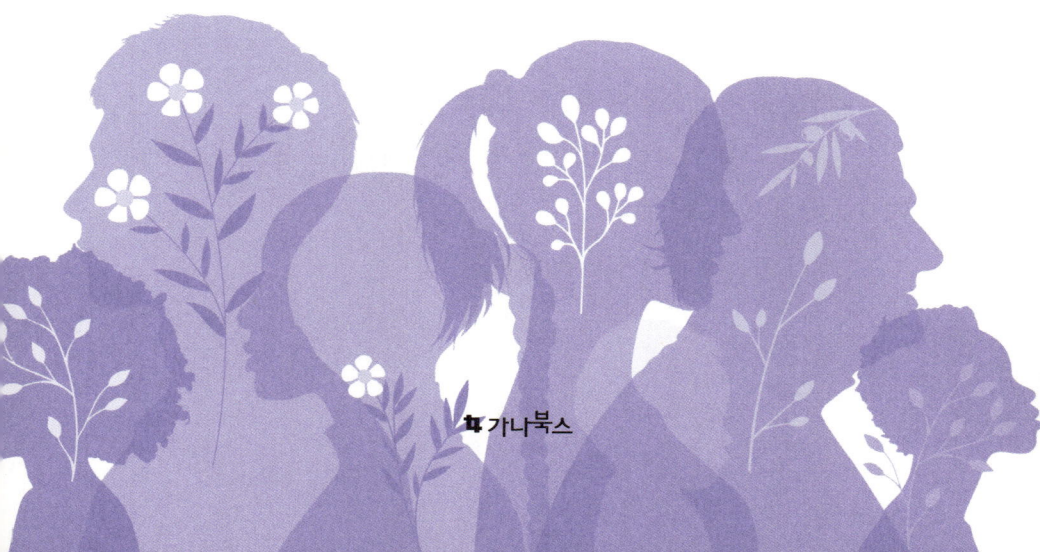

가나북스

프롤로그

정신병은 끝이 아니라 시작이다

사람들은 말합니다. 정신병은 끝이라고. 한 번 걸리면 회복은 어렵고, 사회에서는 낙인만 남는다고. 하지만 저는 그렇게 말하고 싶지 않습니다. 정신병은 끝이 아닙니다. 저에게는 오히려 시작이었습니다. 제 인생의 방향을 바꾸고, 저를 다시 살게 만든 커다란 전환점이었습니다.

스무 살을 넘기며 우울증과 불안장애, 강박과 망상에 시달렸습니다. 정신과 약을 복용하고, 병원 침대에 누워 보며, 더 이상 살아갈 힘이 없다고 느끼는 날도 많았습니다.
그러나 그 끝에서 제가 만난 것은 새로운 나 자신이었습니다.

상처받은 나, 넘어졌던 나, 외면했던 나.
그 모든 나를 하나씩 껴안으면서, 저는 처음으로 제 삶을 제 방식으로 살아가게 되었습니다.
그래서 저는 말하고 싶었습니다.

정신병은 저주가 아니다. 정신병은 선물이다.

이 책은 그 이야기를 전하는 책입니다.

1장. 왜 정신병이 선물인가?

정신병을 겪기 전까지 저는 제 삶의 속도가 남들과 같아야 한다고 믿었습니다. 더 빨리, 더 멀리 가야 성공한 인생이라고 생각했고, 멈추면 실패라 여겼습니다. 하지만 정신병은 그런 저를 멈춰 세웠고, 삶의 방향을 되묻게 했습니다. 이 장에서는 정신병이라는 낙인이 어떻게 '삶을 다시 배우는 기회'가 될 수 있었는지, 그 근본적인 인식의 전환에 대해 이야기합니다. 정신병은 단순한 불행이 아니라, 내가 나를 다시 사랑하게 만든 근본적인 **출발점**이었습니다.

2장. 정신병은 선물이다

고통은 삶에서 떼어낼 수 없는 감정입니다. 하지만 정신병을 겪으며 제가 진짜 마주한 것은 내면 깊은 곳에 숨겨진 외로움과 상처, 그리고 그 안에 깃든 **성찰의 가능성**이었습니다. 정신병은 저를 사람답게 만들었습니다. 아프지 않았다면 알지 못했을 관계의 소중함, 일상의 고마움, 스스로를 돌보는 법. 이 장에서는 병을 선물로 바라보게 된 내면의 여정을 진솔하게 나눕니다. 아팠기에 깨달았고, 그래서 병은 제게 축복이었습니다.

3장. 정신병을 방치하면 저주가 된다

진단을 받고도 병을 방치했습니다. 사람들의 시선이 두려웠고, 약에 의지하고 싶지 않았습니다. 병원을 피해 도망쳤고, 내 마음의 문제를 몸의 피로로 돌리며 외면했습니다. 그 결과는 더 큰 붕괴였습니다. 이 장에서는 정신병을 부정하거나 미루는 것이 얼마나 위험한 선택인지, 뇌과학과 심리학을 토대로 풀어냅니다. 편도체와 전전두피질, 감정 조절 회로가 무너지며 나타나는 증상들을 통해, '병은 병으로 인정받을 때 회복이 시작된다'는 점을 강조합니다.

4장. 정신병을 선물로 바꾸는 7가지 방법

회복은 어느 날 갑자기 찾아오지 않았습니다. 저는 매일매일 반복되는 작은 실천 속에서 병을 다스리는 법을 배웠습니다. 일상의 루틴을 만들고, 감정 일기를 쓰고, 식사· 수면· 운동의 기본을 지키며, 점차 회복의 리듬을 찾았습니다. 이 장에서는 제가 실제로 효과를 본 **7가지 회복 전략**을 구체적으로 나눕니다. 각 방법은 누구나 실천 가능한 것이며, 독자 여러분도 '나만의 회복 루틴'을 만들 수 있도록 돕는 지침이 되기를 바랍니다.

5장. 정신병을 선물로 바꾼 사람들

병은 우리만의 문제가 아닙니다. 역사적으로도 수많은 인물들이 정신질환을 겪었고, 그 고통을 품고 위대한 삶을 살아냈습니다.

링컨은 극심한 우울증을 안고도 노예 해방을 이끌었고, 처칠은 '블랙독'이라 불리는 우울을 안고 세계를 지켰습니다. 아인슈타인, 빌 게이츠, 존 내쉬 등도 각자의 방식으로 정신적 고통을 이겨냈습니다. 이 장에서는 그들의 이야기 속에서 정신병과 천재성, 회복과 통찰이 어떻게 맞닿아 있는지를 살펴보며, 우리도 충분히 나아갈 수 있다는 희망의 메시지를 전합니다.

혹시 지금도 깊은 우울의 터널에 갇혀 있는 분이 있을까요? 아무도 내 마음을 몰라준다고 느끼며, 밤마다 눈을 감고 다시는 눈뜨고 싶지 않다고 생각하는 분은요?

이 책은 그런 당신을 위해 쓰여 졌습니다. 저 역시 그 어둠 속에 있었습니다. 누구보다도 열심히 살았지만, 이유를 알 수 없는 무기력에 무너졌고, 아무도 나를 진심으로 이해해주지 않는다고 느꼈습니다. 세상은 밝아 보였지만, 제 마음은 매일같이 흐리고 비가 왔습니다.

하지만 그 어둠 속에서 저는 처음으로 저 자신과 마주했습니다. 억지로 괜찮은 척하지 않아도, 웃지 않아도 괜찮다는 것을 배웠습니다. 정신병은 나를 약하게 만든 것이 아니라, 내가 약한 존재임을 인정하게 해주었습니다. 그 인정은 결코 수치가 아니었습니다. 오히려 그것은 제가 사람답게 살기 위한 첫걸음이었습니다.

정신병은 '망가진 나'를 고치는 것이 아니라, '있는 그대로의 나'를 받아들이는 길을 가르쳐주었습니다. 고통이 없는 삶이 아니라, 고통을 품은 채 살아가는 법을 배운 것입니다. 이 책을 읽는 여러분도 언젠가는 깨닫게 될 것입니다. 병은 당신을 파괴하려는 게 아니라, 삶의 본질로 데려가려는 '신호'라는 것을. 그리고 그 신호를 따르는 사람에게는, 이전과는 전혀 다른 삶이 펼쳐진다는 사실을.

당신은 결코 혼자가 아닙니다. 이 책을 읽는 순간, 우리는 같은 여정을 걷는 동행이 됩니다. 이 책이 누군가에게는 작은 불빛이 되었으면 좋겠습니다. 어둠을 밀어내는 강렬한 태양은 아니더라도, 발밑을 비추는 희미한 등불처럼 말입니다. 다시, 당신 안의 불빛을 꺼내 보기를 바랍니다. 당신은 이미, 충분히 괜찮은 사람입니다.

당신에게 부탁하고 싶은 단 한 가지가 있다면,
자기 자신을 포기하지 말아달라는 것입니다.

우리는 모두 어딘가 불완전하고, 때론 흔들리며, 부족함을 안고 살아갑니다. 하지만 그 부족함이 곧 인간다움이며, 그 흔들림 속에서 우리는 더 단단해질 수 있습니다. 정신병은 실패가 아닙니다. 오히려 내면의 감정이 보내는 가장 절실한 '살고 싶다'는 신호입니다.

이 책은 거창한 해답을 주지는 않습니다. 다만 제가 경험한 고통과 회복, 좌절과 희망의 기록을 함께 나누며, 같은 길을 걷고 있는 당신에게 손을 내밀고자 합니다. 한 사람의 고백이 또 다른 사람의 삶을 바꿀 수 있다는 믿음으로 썼습니다. 당신도 언젠가 자신만의 목소리로, 누군가에게 말해주기를 바랍니다.

"나도 그 시기를 겪었어. 하지만 다시 살아갈 수 있었어."

이 책이 끝이 아니라 새로운 시작이 되기를 소망합니다. 한 문장이든, 한 문단이든, 당신의 마음을 어루만지는 문장이 있었기를 진심으로 바랍니다. 이 세상에서 단 하나뿐인 당신이라는 존재는, 그 자체로 이미 축복입니다.

그러니, 제발 기억해주세요.

당신은 살아 있는 것만으로도 가치 있는 존재입니다.

이 책을 읽고 있는 지금 이 순간, 당신은 이미 희망의 길 위에 서 있습니다.

목차

프롤로그 —————————————————— 6

1장. 왜 정신병이 선물인가? ———— 14

    1. 인생은 새옹지마다
    2. 나를 사랑하고 남을 용서하다
    3. 어둠으로 빛이 있다
    4. 내 안의 나를 발견하다
    5. 어려움은 기억되지 않는다

2장. 정신병은 선물이다 ———— 47

    1. 정신병은 전화위복이다
    2. 정신병은 몰입이다
    3. 정신병은 성장이다
    4. 정신병은 최선이다

3장. 정신병을 방치하면 저주가 된다 ——— 73

1. 정신병을 방치하면 뇌가 망가진다
2. 정신병을 방치하면 사회적으로 고립된다
3. 정신병을 방치하면 현실성이 없는 망상이다
4. 정신병을 방치하면 사회성이 없어진다

4장. 정신병을 선물로 바꾸는 7가지 방법 ——— 98

1. 첫 번째: 일상 루틴을 만들어 지켜라
2. 두 번째: 몰입할 것을 찾아라
3. 세 번째: 매일 30분 산책을 하라
4. 네 번째: 매일 경험과 감정을 기록하라
5. 다섯 번째: 읽고 여행하라
6. 여섯 번째: 도전하고 실패하고 성공하라
7. 일곱 번째: 진심으로 감사하라

5장. 정신병을 선물로 바꾼 사람들 ——— 139

1. 자폐 스펙트럼 장애를 강점으로 바꾼 마이크로소프트 창립자, 빌 게이츠
2. 양극성 장애를 이겨내고 전설적인 예술가가 된, 빈센트 반 고흐
3. 우울증을 극복해서 미국 대통령이 된, 에이브러햄 링컨
4. 2차 세계 대전을 승리로 이끈 우울증 환자, 윈스턴 처칠
5. 천재성을 정신적 고통 속에서 꽃피운, 알베르트 아인슈타인
6. 조현병을 극복하고 노벨 경제학상을 수상한, 존 내쉬

에필로그 ——— 174

1장
왜 정신병이 선물인가?

1. 인생은 새옹지마다
2. 나를 사랑하고 남을 용서하다
3. 어둠으로 빛이 있다
4. 내 안의 나를 발견하다
5. 어려움은 기억되지 않는다

1. 인생은 새옹지마다

　나는 조현병이라는 이름의 병을 갖게 되었다. 처음에는 이 병이 내 인생을 모두 망쳐버릴 것 같았다. 불면, 환청, 망상, 불안, 고립, 그리고 무엇보다도 '나는 이제 쓸모없는 사람일지도 모른다'는 끔찍한 자기 비하. 진단을 받고 나서 나는 세상의 모든 가능성으로부터 퇴출당한 기분이었다. 하지만 시간이 지나고, 조심스레 내 삶을 되짚어보며 나는 하나의 진실을 발견했다. 삶에서 벌어지는 일들은, 겉으로는 나쁜 일처럼 보여도 반드시 나쁘기만 한 것은 아니라는 사실이다.

　어릴 때부터 나는 '인생은 새옹지마'라는 말을 들으며 자랐다. 하지만 그 말의 진정한 의미를 이해하게 된 것은 이 병을 앓고 나서부터였다. 중국 고사성어 '새옹지마'는 《회남자》에 등장하는 이야기로, 말이 도망간 것이 오히려 더 좋은 말이 돌아오는 계기가 되고, 그 좋은 말로 인해 아들이 다쳤지만 전쟁에 나가지 않아 목숨을 구하게 되는 역전의 아이러니를 담고 있다. 이 이야기를 통해 나는 깨달았다. 인생은 늘 이중적이며, 불행이 행복으로, 실패가 기회로 바뀔 수 있는 복합적인 구조를 갖고 있다는 것을.

　나는 대학을 두 번 다녔다. 첫 번째 대학교는 통학이 가능했지만, 나의 진로와는 잘 맞지 않았다. 결국 휴학을 하고 음악과 춤에 도전했지만, 결과는 실패였다. 돈도 다 써버렸고, 복학을 결심했을 땐 자취할 보증금조차 없어 학교 기숙사에 지원하게 되었다. 자존감은 바닥이었고, 나의 선택들이 모두 틀렸다는 생각에 사로잡혀 있었다. 그런데 그 기숙사에서 만난 룸메이트는 나에게 또 다른 인생의 진실을 알려주었다.

그는 로스쿨을 준비하던 해병대 출신 학생이었는데, 우연히 현대자동차 자기소개서를 작성 중인 나와 이야기를 나누다가, 얼마 전 자신과 함께 군 생활을 했던 친구의 장례식에 다녀왔다는 이야기를 꺼냈다. 그 친구는 포항공대 출신으로 대기업에 입사했지만, 직장 내 괴롭힘으로 인해 생을 마감했다는 소식을 들었다. 나는 충격을 받았다. 내가 부러워했던 스펙과 커리어를 가진 사람이었지만, 그에게는 고통과 절망이 있었다. 반면 나는 대기업 면접에서 모두 탈락했고, 당시에는 실패처럼 느껴졌지만, 오히려 그 실패가 나를 더 안전하게, 더 나답게 이끄는 길일 수도 있다는 생각이 들었다.

그때부터 나는 세상을 단편적으로 보지 않기로 결심했다. 성공은 언제나 축복이 아니고, 실패는 언제나 저주가 아니다. 삶은 복합적이며, 예측 불가능하다. 무엇보다 중요한 것은 그 순간을 어떻게 받아들이고, 해석하고, 견디느냐는 것이다. 새옹지마의 교훈은 내 삶 전반에 깔린 주제가 되었고, 조현병이라는 고통조차 언젠가 내게 의미 있는 변화로 다가올 수 있다는 희망을 품게 되었다.

대기업 면접에서 떨어졌던 그 해, 나는 스스로를 낙오자라고 여겼다. 하루하루가 고통이었다. 누구보다 열심히 준비했고, 스펙도 부족하지 않았지만 결과는 늘 불합격이었다. 면접에서 돌아오는 지하철 안, 눈물이 쏟아졌다. '나는 안 되는 사람인가?' 라는 생각이 뇌리를 스쳤다. 하지만 시간이 지나면서 나는 그 불합격이 오히려 축복이었음을 깨닫게 되었다.

그해 겨울, 나는 문득 새 길을 찾고자 결심했고, 다른 방향으로 도전하기 시작했다. 면접 탈락이 없었다면 아마도 안정된 직장에 안주했을 것이다. 대신 나는 내 마음을 깊이 들여다보게 되었고, 이전에 처음 정신과 치료를 받았던 재수 시절의 기억이 떠올랐다. 2015년 9월경, 스스로 무너지지 않기 위해 용기를 내어 병원을 찾았던 그때, 나는 이미 내면의 아픔과 마주할 준비를 하고 있었던 것이다.

내가 병을 앓고 있다는 사실을 공개했을 때, 일부는 나를 멀리했다. 하지만 반대로 진심 어린 위로를 보내준 친구도 있었다. 그중 한 명은 내 고백에 용기를 얻었다며 자신 역시 우울증을 겪고 있었다는 이야기를 털어놓았다. 그때 처음으로 알았다. 아픔을 숨길 때보다 드러낼 때 더 많은 연결이 생긴다는 것을. 정신병이 내 삶에 가져다 준 첫 번째 선물은, 바로 '공감'이었다.

그 이후 나는 매일 작은 기적들을 경험했다. 기숙사 합격, 뜻밖의 만남, 다시 시작할 용기. 실패라고 생각했던 모든 조각들이 모여 하나의 그림을 이루고 있었다. 마치 잘못 그은 선이 오히려 예술이 되는 것처럼, 내 삶의 불운은 아름다운 패턴을 그려내고 있었다.

작가 장강명도 같은 이야기를 했다. 울컥한 감정에 사표를 던지고, 문학상 공모전에 번번이 탈락하면서도 포기하지 않았기에 결국 《한국이 싫어서》라는 책으로 인생이 바뀌었다고. 그 역시 말한다. "불운이 가장 큰 행운이었다." 그의 고백은 내 마음을 깊이 울렸다. 나 역시 지금의 병이 없었다면 이토록 깊은 감정, 공감, 글쓰기, 사람과의 연결을 경험하지 못했을 것이다.

'정신병'이라는 단어는 여전히 우리 사회에서 무겁고 부정적인 이미지로 다가온다. 하지만 나는 이제 이 단어를 다르게 바라본다. 그것은 나를 다시 태어나게 한 통과의례였고, 내 안의 어둠과 빛을 동시에 들여다보게 해준 선물이었다. 아픔은 내 삶의 속도를 늦췄고, 그 덕분에 나는 사소한 것에도 감사할 수 있는 사람이 되었다. 예전에는 불평했던 거리, 날씨, 사람, 일상이 이제는 소중하게 느껴졌다.

나는 더 이상 버스 줄을 기다릴 수 없는 사람이 아니라, 기숙사에서 운 좋게 생활할 수 있었던 것을 감사히 여길 줄 아는 사람이 되었다. 그 룸메이트의 한마디가, 그 해병대 동기의 이야기가, 그리고 내 실패들이 전부 연결되어 지금의 나를 만들었다. 그 고통이 없었다면, 나는 이만큼 단단해지지 못했을 것이다.

문학가 레프 톨스토이는 『안나 카레니나』의 첫 문장에서 이렇게 말했다. "모든 행복한 가정은 서로 닮았고, 불행한 가정은 제각각 나름으로 불행하다." 우리는 각자 다른 모습으로 불행하고, 서로 다른 아픔을 안고 있지만, 결국 우리가 닮을 수 있는 길은 '감사'와 '겸손'이라는 공통된 마음을 품을 때 가능하다.

나에게 정신병은 '불행의 상징'이 아니라, '사람다움의 시작'이었다. 그 아픔은 누군가의 손을 잡게 만들었고, 나를 더 깊고 넓은 존재로 변화시켰다. 그러니 나는 감히 말하고 싶다. 정신병은 저주가 아니다. 오히려 인생에서 가장 값진 선물 중 하나였다. 이제는 나의 이야기가 또 다른 누군가에게 위로가 되기를 바란다. 그들 또한 절망의 심연에서 삶의 빛을 발견할 수 있도록, 이 말로 글을 마치고 싶다.

"정신병은 새옹지마다."

2. 나를 사랑하고 남을 용서하다

나는 나를 미워했다. 그리고 타인을 원망했다. 진실한 우정을 나누는 사람들을 보면 부러웠고, 웃음이 끊이지 않는 가정의 식탁을 상상하며 목이 메었다.

"왜 나는 그럴 수 없을까?"

답을 찾고 싶었지만, 거울 속에 비친 모습은 언제나 내가 가장 증오하는 사람이었다. 뚱뚱하고, 어딘가 부족하고, 한심한 나. 그래서 믿었다. '내가 이렇게 불행한 건 외모 때문일 거야. 살만 빼면, 모든 게 나아질 거야.' 이 믿음 하나에 모든 삶을 걸었다. 대학교 입학 전, 나는 108kg의 몸무게를 78kg으로 줄이겠다는 결심을 했다. 식단을 극도로 제한하고, 매일 몇 시간을 달렸다. 허기짐과 통증은 당연한 대가라고 여겼다.

결국, 나는 목표를 이뤘다. 그러나 기적은 일어나지 않았다. 거울 속의 나는 여전히 비참했고, 사람들과의 관계도 여전히 멀기만 했다. 살은 빠졌지만, 마음은 더 무너졌다. 건강은 망가졌고, 친구는 떠났고, 가족과도 사이가 멀어졌다. 모든 걸 잃었다고 생각했다. 하지만 그때는 알지 못했다. 그 모든 상실이 결국 나를 되돌아보게 만들고, 내 인생을 바꾸는 전환점이 될 것이라는 사실을. 모든 시작은 중학교 3학년 때였다. 엄마는 진지한 얼굴로 말했다.

"우리 집은 가난하니까, 너는 공부라도 잘해야 해."

그 말은 단순한 당부가 아니라, 인생의 짐처럼 느껴졌다. 어린 나는 그 말이 맞다고 믿었고, 어느새 '공부'가 나의 존재 가치를 결정하는 유일한 기준이 되었다. 나는 웃기고 떠드는 걸 좋아했다. 수업 시간엔 친구들을 웃기고, 분위기를 이끄는 것이 내 유일한 자랑이었다. 그러나 고등학교에 진학하면서 나는 변해갔다. 친구들과의 대화는 줄었고, 소음에 민감해졌다.

"조용히 좀 해."

나도 모르게 분노가 튀어나왔다. 그 순간, 사람들은 멀어졌다. 사소한 말다툼 하나로 멀어진 친구는 다시 돌아오지 않았다. 나도 그들을 붙잡지 않았다. 오히려 그게 편했다. 공부에 집중할 수 있어서, 방해받지 않아서. 하지만 나는 알지 못했다. 그 고요가 내 삶에서 얼마나 많은 소중한 것들을 지워가고 있었는지. 고립은 체중 증가로 이어졌다. 나는 스스로를 방치했고, 체중은 100kg을 넘어섰다. 하지만 '대학에 가면 다시 뺄 수 있어' 라는 자기최면으로 위안을 삼았다. 그 무렵, 나는 하루에 몇 시간씩 혼자 책상 앞에 앉아 공부하며 시간을 보냈다. 그러나 지식이 쌓일수록 감정은 메말랐다. 공부는 잘해도, 사람들과의 거리는 점점 멀어졌고, 스스로를 더욱 미워하게 되었다.

    나는 '학업'이라는 이유로 인간관계를 끊었고, 결국 삼수까지 하게 되었다. 그리고 그 모든 실패의 원인을 '못난 나 자신'에게 돌렸다. 결국, 나 자신조차도 포기한 채, 나는 무너지고 있었다. 수능이 끝난 후, 나는 세 달 동안 30kg을 감량하겠다고 결심했다. 이번엔 정말 변할 수 있을 거라고 믿었다. 하지만 빠진 건 체중뿐이었다. 거울 속의 나는 여전히 불만족스러웠고, 마음속엔 커다란 공허함이 자리 잡고 있었다. 그시절, 유일한 위안은 음악이었다. 이어폰을 귀에 꽂고 유산소 운동을 하며, 나는 세상과 단절된 시간 속에서 혼자만의 위로를 찾았다. 그중에서도 갓세븐의 「딱 좋아」라는 곡은 내 삶을 바꾼 순간을 만들어주었다.

    "지금 그 모습 그대로 완벽하다"는 노랫말은, 누구에게도 들어보지 못한 진심처럼 가슴 깊이 파고들었다. 그건 단순한 위로가 아니었다.그건 '처음으로 나 자신에게 건넨 인정'이었다. 박진영 프로듀서가 이 노래를 만든 배경을 찾아보았다. 그는 외모에 집착하는 십대 소녀들을 위해 "있는 그대로도 충분히 예쁘다"는 메시지를 전하고 싶었다고 했다. 그 이야기를 듣고, 나는 울었다. 누군가가 내 마음을 알아주는 것 같아서, 단 한 번도 그런 말을 들어보지 못한 내가 처음으로 '나도 괜찮은 존재'라고 느꼈기 때문이다. 그 순간부터, 나는 거울을 보는 시선을 바꾸기 시작했다. 물론, 금세 달라지진 않았다. 여전히 사진 찍는 게 싫었고, 사람들 앞에 나서는 게 불편했다. 하지만 조금씩, 거울 속의 나를 미워하지 않게 되었다. 나는 내가 '나'라는 이유만으로 소중하다는 사실을, 그때 처음 알았다.

내가 처음으로 병명을 진단받은 것은 재수를 시작하던 2015년 가을이었다. 공허함, 무기력, 분노, 죄책감, 자책, 그리고 이해할 수 없는 감정의 폭주가 내 안에서 들끓고 있었지만, 정작 나는 그게 병이라고는 생각하지 못했다.

"내가 약해서 그런 거야."

"내가 제대로 살지 않아서 벌받는 거야."

이런 생각으로 스스로를 채찍질했다. 그러나 삶은 점점 더 깊은 수렁으로 빠져들었고, 결국 병원 문턱을 넘게 되었다. 정신과 진료실은 낯설고도 낯설었다. 의사는 나의 감정을 하나씩 짚으며 말했다.

"지금 겪고 있는 건 당신 잘못이 아닙니다."

그 말을 듣는 순간, 처음으로 울음이 터졌다. 나도 몰랐던 내 안의 '무너지지 않으려고 버티던 아이'가 울고 있었다. 의사는 내게 약물 치료와 상담을 권했고, 나는 반쯤 믿고 반쯤 체념한 채 그 길을 따랐다. 그러면서 한편으로는 '내가 과연 회복될 수 있을까?' 하는 의심도 품었다. 그러던 중 나를 붙잡아준 건 다름 아닌 신앙이었다. 어릴 적부터 교회를 다녔지만, 삼수를 하며 다시 성경을 깊이 읽게 되었다. 예수님의 고난과 용서, 인간의 연약함을 있는 그대로 품으시는 이야기는 '죄책감과 자기혐오' 속에서 허우적대던 내게 깊은 위로가 되었다.

나는 나를 아프게 했던 사람을, 나를 무시했던 순간을 떠올렸다. 그리고 그들을 용서하기 전에, 먼저 나 자신을 용서해야 한다는 것을 깨달았다. 성경의 한 구절이 나를 멈춰 세웠다.

"네 이웃을 네 몸과 같이 사랑하라."

그 순간 생각했다. '나는 이웃을 사랑하고 싶지만, 정작 나 자신을 사랑하지 못하고 있구나.' 그러면서 내가 가장 원망했던 대상이 사실은 '내 자신'이었다는 것도 알게 되었다. 이후 나는 '용서'라는

키워드에 천착하게 되었고,

　　김주환 교수의 《내면소통》이라는 책을 통해 과학적으로도 그 의미를 다시 마주하게 되었다. 책에 따르면, 우리가 누군가에게 분노하거나 과거의 상처를 반복적으로 떠올릴 때 우리 뇌의 '편도체'가 활성화되며, 전전두피질의 기능은 떨어진다. 편도체는 위협에 즉각 반응하는 감정 센터이고, 전전두피질은 이성적 판단과 자기 통제, 공감 능력을 담당하는 영역이다. 그러나 자기를 수용하고, 타인을 용서하고, 감사와 사랑을 느낄 때 편도체는 진정되고 전전두피질이 활성화되며 회복이 시작된다고 한다. 이 과정을 알게 되었을 때, 나는 지금껏 나를 병들게 한 것이 '타인의 시선'이 아니라 '스스로에 대한 혐오와 단죄'였다는 사실을 실감했다. 그리고 그 혐오의 감정들이 나를 병의 구덩이로 끌고 간 주범이었다는 것도.

　　나는 변화하기 시작했다. 하루에 한 번씩 거울을 보며, "괜찮아, 너는 지금도 충분해" 라고 말해보았다. 감정이 올라올 때면, 그것을 억누르기보다 있는 그대로 바라보았다. 그게 분노든 슬픔이든, "그럴 수도 있지" 라고 말해주었다. 나 자신을 위한 가장 큰 선물이자 회복의 첫걸음이었다. 이후로 내 감정은 조금씩 진정되기 시작했고, 병의 그림자는 서서히 옅어졌다. 지금 나는 자신 있게 말할 수 있다. 정신병은 나를 망가뜨린 저주가 아니라, 나를 다시 태어나게 한 선물이었다고. 정신병이 아니었다면, 나는 여전히 남들이 기대하는 삶을 살고 있었을지도 모른다. 겉으론 멀쩡해 보이지만, 속은 텅 비어버린 껍데기처럼 살아갔을지도 모른다. 하지만 병은 나에게 이렇게 말했다.

"이제 그만, 너 자신을 바라봐."

그 말에 귀 기울이며 나는 처음으로 나를 돌보기 시작했다. 나는 지금도 완벽하지 않다. 가끔은 과거의 어두운 그림자가 밀려오고, 때론 불안과 두려움이 다시 고개를 들 때도 있다. 하지만 이제는 그 감정들과 싸우지 않는다. 있는 그대로 인정하고, 그 감정들을 품고 살아간다. 그게 진짜 회복이고, 진짜 강함이라는 걸 알기 때문이다. 나는 나를 사랑한다. 살을 빼기 전의 나도, 사람을 밀어냈던 나도, 감정을 억눌렀던 나도.

그 모든 시간 속의 나를 끌어안고, "수고했다"고 말해준다. 그렇게 나를 받아들이게 되자, 타인을 향한 분노도 사라지기 시작했다. 사람들도 다 자기만의 고통을 안고 살아간다는 걸 이해하게 되었다. 이제 나는 타인을 용서한다. 그들이 나를 아프게 했던 것도, 그들 역시 자신의 상처를 감당하지 못했기 때문이라는 걸 안다. 그리고 그 모든 상처와 분노를 내려놓을 수 있게 된 것은 바로 나 자신을 사랑하게 되었기 때문이었다.

정신병은 내게 삶의 방향을 바꾸는 기회였다. 타인의 기준이 아니라, '나의 진심'에 따라 사는 삶. 나를 미워하는 것이 아니라, 있는 그대로 인정하는 삶. 누군가를 미워하며 살아가는 게 아니라, 이해하며 살아가는 삶. 지금 당신에게 말하고 싶다. 당신은 있는 그대로 특별한 존재라고. 지금 모습 그대로, 딱 좋다고. 당신이 지나온 시간과 감정들은 헛되지 않았다고.

정신병은 실패가 아니다. 자기 자신과 다시 연결되라는 마음의 신호다. 이제 그 신호에 귀 기울이고, 자기 자신을 안아주자.

그때, 삶은 다시 시작된다.

3. 어둠으로 빛이 있다

밥 로스(Bob Ross)는 말했다. "밝음 위에 밝음이 있으면 아무것도 보이지 않는다. 어둠 위에 어둠이 있어도 마찬가지다. 인생도 마찬가지다. 때때로 슬픔을 겪어야 좋은 순간이 왔을 때 그것을 알아볼 수 있다."

정신병을 앓는 동안 나는 인생에서 가장 어두운 시간을 통과했다. 그 시절의 나는 쓸모없고 의미 없는 존재처럼 느껴졌고, 고립되고 단절된 감정 속에서 하루하루를 버텼다. 하지만 그 어둠은 나를 삼킨 것이 아니라, 나를 새롭게 빚어낸 시간이 되었다. 빛은 언제나 어둠과 함께 다닌다는 사실을, 나는 그제서야 알게 되었다.

철학자 니체는 『인간적인, 너무나 인간적인』에서 이렇게 썼다.

"빛을 사랑하는 만큼 그림자를 사랑한다."

"나의 친애하는 그림자여, 내가 너를 얼마나 무례하게 대했는지 이제야 깨달았다. 그동안 내가 얼마나 너를 기쁘게 생각했는지, 얼마나 감사했는지 단 한마디도 하지 못했지만 빛을 사랑하는 만큼 나는 그대를 사랑하고 있다. 얼굴에 아름다운 미소가 떠오르듯, 언어에 간결함이 전해지듯, 성격에 선량함과 견고함이 존재하려면 그림자가 있어야 한다. 빛과 그림자는 적이 아니다. 빛과 그림자는 늘 정답게 손을 잡고 있다. 빛이 사라질 때 슬며시 그림자도 어디론가 사라지는 것은 빛을 따라간 것이다"

그림자는 나의 아픔이자 고통이었고, 동시에 회복과 성장의 발판이었다. 내가 웃는 법을 배운 건, 눈물의 시간 덕분이었다. 내가 사랑을 이해하게 된 건, 외로움의 깊이를 경험했기 때문이었다.

밥 로스는 그가 그린 풍경에서 언제나 어둠과 밝음을 조화롭게 배치했다. 그의 화면 속 호수는 산등성이의 어두운 실루엣을 배경으로 더욱 빛났고, 하늘은 먹구름 덕분에 붓끝의 햇살이 더 돋보였다. "실수란 없습니다. 오직 행복한 사고만 있을 뿐입니다." 그 말 속엔 그림자조차 포용하는 자세가 담겨 있었다.

내가 겪은 정신병도 결국은 나라는 캔버스 위에 어둠의 터치를 남긴 붓질이었다. 그 터치가 있었기에, 지금의 내가 더욱 명확하게 보인다. 밝음만으로는 입체가 만들어지지 않는다. 어둠이 있기에 빛이 빛나듯, 나의 병도 나의 회복을 더 선명하게 만들어 주었다.

나는 이제야 말할 수 있다. 정신병은 나를 망가뜨린 것이 아니라, 나를 다듬고, 나를 이해하게 만든 선물이었다. 그리고 그 어둠의 시간을 통해, 나는 내 인생의 빛을 볼 수 있었다.

나는 어렸을 때 친구와 싸우면 하루 종일 그 날 있었던 일을 곱씹곤 했다. 작은 말 한 마디에도 쉽게 상처를 받고, 작은 실패에도 끝없이 자책했다. 돌이켜보면 정신병이 오기 전의 내가 오히려 더 연약했는지도 모른다. 감정을 다스리지 못했고, 사람들의 말과 분위기에 휩쓸리며 나 자신의 중심을 잡지 못했다.

정신병은 나를 바닥까지 끌고 갔다. 하루 종일 집에만 누워 있는 나에게 부모님은 "가장 좋은 청춘을 낭비하지 말라"고 하셨지만, 나는 아무것도 할 수 없었다. 낭비하고 싶어서 그런 게 아니었다. 그렇게 시간을 낭비하지 않으면 다시 일어설 수 없었다. 하루하루가 무의미했고, 아침에 눈을 뜨면 '오늘 하루를 어떻게 보내야 하나' 걱정이 앞섰다. 뭔가를 열심히 하고 싶었지만 마음처럼 되지 않았다. 그 시간이 절대 끝나지 않을 것 같았다.

하지만 지금의 나는 다르다. 이제는 마음에 면역력이 생겼다. 나는 늘 위축되어 있었다. 사진을 찍는 것도 싫어했고, 마음 깊은 곳에서는 '나는 못생겼다'고 생각했다. 사람들의 시선을 신경 쓰며 많은 생각에 사로잡혔다. 하지만 정신병을 이겨내기 위해 운동도 하고, 책도 읽으며 나름대로의 실천을 쌓아갔다. 그렇게 반복하다 보니, '내가 이런 일도 해냈어?' 하고 놀랄 만한 경험들이 생겼다. 힘들어도 포기하지 않고 끝까지 해낸 일들이 나를 지탱해주었다. 지금은 어디에 놓아도, 어떤 상황에서도 살아남을 수 있을 것 같다.

고통은 나를 망가뜨리는 것이 아니라 나를 단련시키는 과정이었다. 프리드리히 니체(Friedrich Nietzsche)는 『우상의 황혼』(Götzen-Dämmerung)의 "격언과 화살"(Sprüche und Pfeile)에서 말했다. "나를 죽이지 못한 고통은 나를 더욱 강하게 만든다."(Was mich nicht umbringt, macht mich stärker)

눈에 보이지 않지만, 내 안에는 단단한 회복력이 자리잡고 있다. 이 경험 덕분에 앞으로 어떤 일이 닥쳐와도, "나는 다시 일어설 수 있다"는 믿음을 갖게 되었다. 이것이 정신병이 내게 남긴 가장 강력한 선물이다.

"내면이 단단한 사람은 다시 아프지 않는 사람이 아니라, 다시 일어설 줄 아는 사람이다."

고립은 조용히 나를 휘감았다. 고등학교를 졸업한 뒤 자연스러운 만남은 줄었고, 대학교에 입학했지만 한 학기를 마치고 휴학하면서 인간관계는 더더욱 줄어들었다. 내가 원하는 일만 하려 했고, 원하지 않는 사람은 만나지 않았다. 삼수를 할 땐 핸드폰을 정지시키고 연락을 끊었고, 정말로 아무에게서도 연락이 오지 않았다. 대학에 복학한 뒤에도 나이 어린 동기들과 어울리기란 쉽지 않았고, 술자리에 가도 외로움은 쉽게 지워지지 않았다. 기독교 동아리에서도 진정한 연결감을 느끼지 못했다. 무엇을 하든 허전했고, 만족은 잠깐이었다. 사람들 사이에 있어도 왠지 모르게 고독했다.

그 외로움 속에서 나는 책을 읽기 시작했다. '나는 어떤 삶을 살아야 할까?' 라는 질문을 품고, 일기를 쓰며 생각을 정리했다. 음악을 들으며 가수와 작곡가의 메시지에 귀를 기울였다. 마치 대화하듯 가사를 곱씹으며, 나를 향한 질문을 던지고 대답했다. '내가 왜 이렇게 힘든가?' '이 문제는 외모 때문이 아니라, 내 마음 안의 상처 때문은 아닐까?' - 그렇게 나는 나 자신과 깊은 대화를 나누기 시작했다.

그러면서 나는 내가 어떤 사람인지 조금씩 알아가기 시작했다. 나는 한때 취향이 없던 사람이었다. 외모 콤플렉스로 인해 다이어트를 반복하며, 식단을 정해놓고 먹다 보니 누군가와 약속이 있어도 메뉴를 고르는 일조차 남에게 맡기곤 했다. '더 이상 이렇게 살 순 없다'는 생각이 들었다. 내가 좋아하는 것이 무엇이고, 무엇에 민감하며, 어떤 가치를 중요하게 여기는지를 선명히 하고 싶었다. 나 자신을 이해하려는 노력이 이어졌고, 그 덕분에 사람들과의 관계도 이전보다 훨씬 편안해졌다. 취향을 공유하고, 취향이 맞는 사람과 깊은 관계를 맺는 기쁨도 알게 되었다. '이제는 나를 지우고, 휩쓸리는 삶은 살지 않겠다'고 다짐할 수 있었다.

혼자 밥을 먹고, 혼자 시간을 보내며 외로웠던 순간도 많았지만, 그 시간 덕분에 나는 '진짜 나'가 누구인지 알 수 있었다. 혼자 여행을 떠나는 이유도, 결국은 나를 더 잘 알기 위한 여정이지 않은가. 고립은 단절이 아니었다. 오히려 나와 다시 연결되는 통로였다. 그래서 나는 말할 수 있다. 고립의 시간조차 축복이었다고.

정신병을 앓는 동안, 병상에 누워 있는 시간 동안 할 수 있었던 일은 책을 읽는 것이 전부였다. 이랜드 박성수 회장은 병상에서 2년 6개월 동안 약 3,000권의 책을 읽으며 자기 성찰과 경영 철학의 기반을 다졌다고 한다. 그는 그 시간을 통해 인생과 사업의 방향을 재정립했고, 이랜드를 세우는 기초가 되었다. 이 사례는 나에게 큰 위로가 되었다. 고립된 시간은 단절이 아니라 전환이 될 수 있다는 증거였다.

정신병은 나에게 고립이라는 시간을 주었다. 그 어둠은 참 외로웠지만, 나 자신과 대면하게 했고, 나를 이해하게 했으며, 결국은 다시 나를 살아가게 했다. 그렇기에 나는 확신한다. 그 시간도, 그 병도, 모두 축복이었다고.

4. 내 안의 나를 발견하다

정신병은 나를 무너뜨렸지만, 동시에 나를 마주하게 만들었다. 내가 누구인지, 무엇을 좋아하고 무엇에 상처받는지, 무엇이 나를 흔들고 무엇이 나를 일으키는지 - 처음으로 진지하게 묻기 시작한 시간이었다.

그 질문은 고통 속에서 비롯되었다. 타인의 평가에 휘둘리며 살아왔던 시간들이 나를 얼마나 비워놓았는지, 그제야 깨달았다. 니체는 『인간적인, 너무나 인간적인』에서 이렇게 말했다.

"자신에 대한 평판 따위는 신경 쓰지 마라. 타인이 어떻게 생각하고 있는가, 그 같은 일에 지나치게 연연하지 마라."
『초역 니체의 말』(프리드리히 니체 지음, 시라토리 하루히코 엮음, 박재현 옮김, 삼호미디어, 2010년 11월 출간, 22쪽)

나는 지금까지 너무 많은 시간을 남들의 눈치를 보며 살았다. 좋은 사람으로 보이고 싶었고, 실수 없는 사람으로 기억되고 싶었다. 하지만 정신병을 겪고 고립 속에서 스스로와 마주한 시간은 내 삶의 무게 중심을 바꿔놓았다.

전도서 7장 21절도 말한다.

"사람들의 모든 말에 주의를 기울이지 말라. 네 종이 너를 저주하는 것을 들었을 수도 있음이라."

삶이란 결국, 내가 어떤 사람으로 살고 싶은가의 문제다. 모두의 입맛에 맞추려다 보면 결국 나를 잃고 만다. 그 시간 나는 나를 위해 살고 있지 않았다. 공동체의 기준, 다수의 시선에 휘둘리며 나 자신이 아닌 삶을 살고 있었던 것이다.

"공동이라 불리는 것들은 항상 별 가치가 없다."

(주석: 프리드리히 니체 저, 강현규 편역, 김현희 역,
『니체의 인생 수업』, 메이트북스, 2024.)

정신병을 앓기 전, 나는 최고가 되고 싶었다. 어떤 집단에 속하든 가장 탁월한 사람이 되고 싶었다. 그러나 언제나 1등과는 거리가 있었고, 그 간극은 나를 좌절시켰다. 스트레스는 신체로 드러났고, 고등학생 시절 새치가 눈에 띌 정도였다. 더 좋은 학벌, 더 안정된 가정환경을 갈망했다. 하지만 시간이 지나면서, 나에게 주어진 조건마저도 누군가에겐 부러움의 대상이 될 수 있다는 사실을 깨달았다. 내가 가진 것을 인정하고, 주어진 자리에서 최선을 다하겠다는 마음

이 생겼다.

그때부터 나는 누군가에게 기대지 않기로 했다. 누군가를 만나면 맞추느라 피곤했던 과거를 내려놓고, 혼자 걷지 않았던 거리를 걸어보고, 듣고 싶은 음악을 마음껏 듣고, 글을 쓰는 시간이 즐거워졌다. 혼자 있는 것이 결코 나쁘지 않다는 것을 알게 되었고, 머릿속을 복잡하게 하던 생각들을 글로 정리하면서 마음이 가벼워졌다. 나는 마늘 바게트를 좋아하고, 춤을 좋아하고, 사람들을 웃게 하는 걸 좋아하는 사람이라는 걸 알게 되었다. 그렇게 나는 나의 취향과 감정을 발견했다.

이제는 비교가 아닌 성장 그 자체에 의미를 둔다. 타인과의 비교는 나의 성장을 확인하는 참고 자료일 뿐이다. 누군가의 시선이나 말에 기대지 않고, 내 안에서 나를 객관적으로 바라보고자 노력한다. 나는 스스로를 정의할 수 있는 사람이다. 어떤 기준도, 어떤 시선도 나를 완전히 규정할 수 없다. 나의 삶에는 정답이 없다. 매일 새로워지는 나를 느끼고, 그 속에서 행복을 발견한다.

이제 나에게 중요한 것은 '보여지는 나'가 아니라 '느끼는 나'다. 내가 무엇을 원하는지, 어떤 감정을 품고 있는지가 삶의 중심이 되었다. 정신병은 그런 전환의 시간을 허락해 준 쉼표이자 축복이었다. 마음이 아프다면 쉬어야 한다. 마라톤을 달리는 중 다리가 아프면 쉬는 것이 당연하듯, 삶의 속도가 버겁다면 멈추어야 한다. 쉼은 다시 뛰기 위한 원동력이다. 나를 멈추게 했던 정신병은, 역설적으로 나를 다시 살아가게 만든 시작이었다.

삼수 시절, 힘들다는 감정은 사치처럼 느껴졌다. "공부만 해야 한다"는 압박 속에서 슬픔이나 분노는 뒷전이었다. "내가 왜 이걸 계속해야 하지?" 라는 생각이 떠올라도 외면했다. 감정은 분명히 존재했지만, 표현하지 못한 채 마음속을 맴돌았다.

수험 생활을 할 때 국어 지문이 눈에 들어오지 않았다. 분명히 글을 읽고 있었는데도 내용이 머릿속에 남지 않았다. 사람들의 시선이 무서웠고, 다들 나를 싫어한다고 느꼈다. 그 이유는 잘 기억나지 않는다. 너무 아픈 기억은 뇌가 지운다는 말처럼, 뚜렷하게 떠오르지 않았다. 정신건강의학과를 찾기 전, 몇 차례 심리검사를 받고 점점 더 큰 병원으로 옮겨졌다. 공부를 내려놓고 치료에 전념했고, CT와 MRI도 찍었다. 의사는 말한다. 이런 증상은 보통 뇌가 많이 손상됐을 때 나타난다고. 다행히 내 뇌는 건강했다.

그 시절의 하루하루는 잘 기억나지 않았다. 그래서 감정을 잊지 않기 위해 하나씩 적어 내려가기 시작했다. 내가 좋아하는 것, 싫어하는 것, 무엇을 할 때 마음이 반응하는지를 기록했다. 새로운 경험에 도전하고, 감정을 사람들과 나누었다. 누군가 내 말을 들어준다는 사실만으로 큰 위로가 되었다. 감정은 잘못된 것이 아니라, 나를 지키기 위한 본능이었다.

지금의 나는, 타인의 평가보다 내 감정에 귀를 기울인다. "지금 나는 무엇을 느끼고 있는가?" 라는 질문이 삶의 중심이 되었다. 더 이상 감정을 숨기거나 부끄러워하지 않는다. 누군가의 감정을 지나치게 곱씹으며 반응하지 않는다. 감정은 내 것이고, 그것을 읽을 줄 아는 사람이 나다.

소설책을 읽기 시작한 것도 큰 도움이 되었다. 과거에는 성공에만 집착해 자기계발서 위주로 책을 골랐다. 그러나 소설책은 다른 사람이 느끼는 감정을 간접적으로 경험하게 해주었다. 처음엔 인물 이름도 기억하기 어려웠지만, 점차 인물에 몰입하면서 그들의 감정에 공감할 수 있게 되었다. 인간관계 경험이 적었던 나는 그것이 나의 약점이라고 여겼지만, 소설은 인생을 한 번 더 살아보는 것이라는 말처럼 내 감정의 폭을 넓혀주었다.

소설 속 인물의 감정을 통해 나 자신의 감정도 구체화할 수 있었다. "이런 감정이었구나" 하고 비로소 이해할 수 있었다. 감정에 이름을 붙이는 법, 감정을 느끼고 표현하는 법을 배울 수 있었던 것은 정신병을 통해 얻게 된 선물이었다.

정신병 약을 먹는 나, 무기력하게 집에만 있고 아무것도 하지 못하는 내가 싫었다. 나는 왜 이럴까, 왜 그랬을까. 자책이 꼬리를 물었다. 그냥 남들처럼만 평범해지고 싶었다. 나는 왜 이렇게 생각이 많을까. 내 성격을 부정하고 싶었다.

그러나 시간이 지나며 깨달았다. 일상을 살다 보면 누구에게나 다시 무기력해지거나 우울한 날이 찾아온다. 지금의 나는 그런 날에도 "왜 이럴까" 자책하지 않는다. 문제가 있다면 해결책을 찾고, 행동한다. 주변 지인들은 나에게 실행력이 강하다고 말해준다. 한없이 불안할 때는 밝은 음악을 들으며 스스로를 다독인다. "시간이 지나면 괜찮아질 거야." 그렇게 내 마음을 위로한다. 가기 싫어도 몸을 헬스장이나 수영장으로 옮긴다. 그러면 부정적인 생각이 틈을 타지 못한다.

조급한 마음도 내려놓았다. 인생은 계획대로 되지 않는다는 사실을 인정했다. 마음이 급해지면 될 일도 되지 않는다. 느긋하게 마음먹고, 최선을 다하면 그것으로 충분하다. 모든 사람의 마음에 들 수는 없다. 부족함을 인정할 때, 오히려 그 부족함을 채울 수 있다.

나는 종종 다른 사람에게 친절하고 다정하다는 말을 듣는다. 이제는 그 친절을 내게도 베풀기로 했다. 나 자신에게 다정하게 말하고, 다정하게 대하는 연습을 하고 있다.

불안을 느끼는 사람은 너무 완벽하려는 사람이다. 나는 완벽을 포기하고, 불완전한 나와 함께 살아가는 법을 배웠다. 정신병은 나를 무너뜨렸지만, 동시에 나를 더 깊이 이해하게 했다. 뼈가 부러진 자리가 오히려 더 단단해진다는 말처럼, 지금의 나는 조금씩 더 단단해지고 있다. 완전하지 않아도 괜찮다. 지금도 나는 성장하는 중이다.

5. 어려움은 기억되지 않는다

사람들은 성공에만 관심이 있다. 언제 어디서든 1등만 기억된다. 올림픽에서도, 입시에서도, 대중문화에서도 2등과 3등은 쉽게 잊힌다. 마찬가지로 실패도 기억되지 않는다. 스티브 잡스가 아이폰을 만들기까지 수많은 실패를 겪었지만, 사람들은 오직 그가 인터넷과 휴대폰을 연결했다는 혁신만 기억한다. 실패의 과정은 대부분 사람들의 기억에서 지워진다.

그렇기에 우리는 자신이 겪은 어려움을 너무 오래 붙잡고 있을 필요가 없다. 남이 알면 부끄러운 일이라 생각했던 순간들도 사실은 남들이 관심을 가지지 않는다. 인간은 누구나 자기 자신에게 가장 관심이 많다. 그렇기에 나의 실수나 실패를 기억하며 조롱할 시간조차 없다. 설령 누군가 알게 되었더라도, 진심으로 반성하고 다시는 반복하지 않으면 된다.

"자신에게 시련을 주어라. 아무도 모르는, 오직 증인이라고는 자신뿐인 시련을. 이를테면 그 누구의 눈에도 띄지 않는 곳에서 정직하게 산다, 혼자 있는 경우라도 예의바르게 행동한다, 자기 자신에게조차 티끌만큼의 거짓말을 하지 않는다. 그 수많은 시련을 이겨냈을 때 스스로를 다시 평가하고, 자신이 고상한 존재라는 사실을 깨달았을 때 비로소 사람은 진정한 자존심을 가질 수 있다. 이것은 강력한 자신감을 선사한다. 그것이 자신에 대한 보상이다. 선악을 넘어서"

『초역 니체의 말』(프리드리히 니체 지음, 시라토리 하루히코 엮음, 박재현 옮김, 삼호미디어, 2010년 11월 출간, 274쪽)

진정한 자존심은 누가 보는 앞에서가 아니라, 보이지 않는 자리에서 자신을 지켜낼 때 생긴다. 남에게 말하지 않아도 된다. 남이 이해하지 않아도 된다. 자신의 군 생활이 제일 힘든 것처럼, 자신의 고통도 자신만이 제대로 안다. 그러니 그 고통을 굳이 모두에게 말할 필요는 없다. 말보다 중요한 것은, 그 고통을 딛고 자신의 한계를 뛰어넘으려는 노력이다.

정신병을 앓았다는 사실도 마찬가지다. 누구에게 털어놓지 않아도 된다. 오직 나만이 그 시간을 온전히 기억하고 있고, 나만이 그 어려움을 딛고 일어났다는 것을 안다. 그 사실 하나면 충분하다. 나 자신은 나를 속일 수 없다. 내가 나의 유일한 증인이다.

그러니 부끄러워하지 마라. 실패했다고, 아팠다고 움츠러들 필요 없다. 고통은 기억되지 않는다. 결국 남는 것은 그 시련을 이겨낸 나 자신이다. 그것이 자존심이고, 그것이 삶의 힘이다.

우리는 종종 고통을 당한 그 순간에 갇혀 산다. 사람들은 나를 잊었는데, 나는 그 일을 계속 품고 살아간다. 남들은 그날의 내 말과 행동을 잊었는데, 나 혼자 부끄러워하고 괴로워한다. 하지만 지나고 보면, 아무도 기억하지 않는다. 아니, 기억할 여유조차 없다. 세상은 각자 살아가기에 바쁘고, 누구나 자신의 삶에 몰두해 있다.

내가 병원에 다녔던 시간, 스스로 부끄러웠던 순간들, 혼자 무너져 있던 시절 - 그 모든 장면을 생생하게 기억하는 건 나 뿐이다. 그래서 이겨낸 나 자신이 자랑스럽다. 어려움은 남지 않는다. 대신 그것을 극복한 태도와 용기, 그리고 다시 일어선 내가 남는다.

아픔이 영원할 것만 같았던 때가 있었다. '왜 하필 나에게 이런 시련이 오는 걸까?' 절망했고, 더욱 치열한 경쟁 사회에서 뒤처지는 건 아닐까 걱정했다. 하지만 지금 돌이켜보면, 그 시절은 흔적이 아니라 '기질'로 남아 있다. 아픔은 사라졌지만, 그 아픔을 극복하기 위해 다져온 강점들은 내 안에 깊이 자리 잡았다.

사람들의 눈빛과 말투에 담긴 미세한 신호를 알아볼 수 있게 되었다. 누군가 어떤 고통을 겪고 있는지 눈치채고 먼저 손을 내밀 수 있었다. 면접 스터디를 하며 "공감 능력이 뛰어나다", "상대의 감정을 잘 이해한다"는 피드백을 자주 받았다. 나도 부족함을 알기에, 남의 실수나 약함을 쉽게 판단하지 않는다. 같은 고통을 겪어봤기에 진심으로 공감하고, 진심으로 위로할 수 있다.

무기력과 불안을 견디며 쓰러졌던 시간은 결코 헛되지 않았다. 그 시간이 있었기에 지금의 일상을 더 성숙하게 살아갈 수 있다. 세상을 바라보는 시선이 순수해졌고, 마음은 더 단단해졌다. 급하지 않게, 성급하지 않게, 흘러가는 인생의 속도와 리듬을 맞출 줄 아는 사람이 되었다. 고통은 나를 부숴놓기만 한 것이 아니라, 오히려 나를 더 깊이 들여다보게 만들었다.

고통은 당시엔 절대 회복할 수 없을 것 같았다. 하루하루가 무기력했고, 아무런 의미도 느껴지지 않았다. 잘 씻지도 않고 누워만 있었다. '정신병'이라는 꼬리표가 평생 나를 따라다닐 거라고 생각했다. 하지만 지금 와서 돌아보면, 그 고통의 강도는 잘 기억나지 않는다.

시간이 지나면 감정은 흐릿해진다. 오히려 그때 내가 어떤 마음으로 버텼고, 어떻게 하루하루를 견뎌냈는지가 더 선명하게 남는다. 그때 그런 경험이 있었기에, 앞으로 어떤 시련이 와도 반드시 극복할 수 있다는 자신감이 생겼다. 결국 중요한 건, 그 시련 앞에서 어떤 마음가짐을 갖느냐는 것이다.

'다시 잘 살아보자'고 결심했던 용기, '다시는 이렇게 살지 않겠다'는 다짐. 작고 보잘것없었던 그 다짐들이 지금의 회복된 나를 만들었다. 태도는 고통보다 오래간다. 고통은 사라지지만, 그것을 이겨낸 자세는 내 안에 오래 남는다.

고통은 지나간다. 그러나 태도는 남는다. 결국 내가 얻는 가장 큰 자산은, 어떤 태도로 나의 인생을 살아가는가이다. 고통을 두려워하지 마라. 나는 그 고통을 이겨냈던 방식 그대로, 앞으로도 나를 다시 일으켜 세울 수 있다.

어려움을 이겨낸 후 회사에 입사해, 평범한 일상을 누리던 어느 날 예기치 못한 부상으로 갑작스레 입원하게 되었다. 다리를 디디지 못하고 목발에 의지해 움직여야 했다. 처음엔 "왜 하필 나에게 이런 일이" 라는 생각이 들었지만, 곧 감사한 것들이 떠올랐다.

하반신 마비에도 턱걸이를 하는 장애인 역도 선수(@secong.y, 운동하는 윤세콩), 네 차례의 수술과 긴 재활 끝에 다시 MotoGP 우승을 거둔 모터사이클 선수 마르크 마르케스(Marc Márquez), 항암 치료 중에도 꾸준히 운동하며 K-맨몸운동대회에서 턱걸이 부문 1위를 차지하고 유튜브 '파워 POWER' 채널을 운영 중인 20대 대학생.

내가 겪고 있는 어려움은 그들에 비하면 아무것도 아니였다. 수술을 받을 수 있는 의료 환경과 보험이 있음을 떠올렸다. 그것만으로도 감사할 이유는 충분했다.

목발을 짚고 출근길을 오르며, 평소 50분 걸리던 통근 시간이 1시간 30분으로 늘었다. 그제야 알았다. 한쪽 다리가 불편한 사람들의 일상은 어떤지. 마치 중학생 시절, 눈을 가리고 불이 난 상황을 가정해 대피 훈련을 하던 때처럼, 고통은 타인의 삶을 공감하게 만들었다.

"괜찮아요?" 라고 물어봐 주는 동료들, 엘리베이터를 잡아주는 선배들, 밝게 웃어 보이며 건네는 농담 한마디. 그 모든 것이 버팀목이 되었다. 거창한 철학이 아니라, 작은 유머와 따뜻한 시선이 고통을 이겨내는 힘이 되었다. 내가 기분 좋게 웃으면, 그 웃음은 다시 누군가에게 전달되었다. 그렇게 나는 고통 속에서도 관계를 더 깊게 만들어가고 있었다.

이제 나는 안다. 누군가는 지루하고 따분하다고 느낄 하루가, 누군가에겐 용기와 인내로 살아낸 하루라는 것을. 눈에 띄지 않는 회복의 시간도 삶의 일부이며, 그 시간이 나를 성숙하게 만든다는 것을. 나무가 깊이 뿌리내려야 오랫동안 버티듯, 나 역시 어려운 시간을 겪으며 단단해졌다. 아무 일도 없는 듯 하루를 살아낸다는 것이 얼마나 위대한 일인지, 나는 이제 누구보다 잘 안다.

2장
정신병은 선물이다

1. 정신병은 전화위복이다
2. 정신병은 몰입이다
3. 정신병은 성장이다
4. 정신병은 최선이다

1. 정신병은 전화위복이다

'전화위복(轉禍爲福)'은 화를 바꾸어 복이 되게 한다는 뜻이다. 고난이나 불행이 오히려 좋은 결과로 이어지는 것을 의미한다. 내게도 그런 시간이 있었다. 정신병이 오기 전, 나는 성공, 성적, 인정만을 향해 앞만 보고 달렸다. 멈추면 안 된다고 믿었고, 남보다 뒤처지는 것이 가장 두려웠다. 매일을 바쁘게, 조급하게, 쉼 없이 살아냈다.

그러나 정신병이 찾아오자, 몸도 마음도 더 이상 움직이지 않았다. 책을 펼 수 없었고, 사람을 만날 수도 없었다. 억지로 공부를 하게 했던 부모님을 원망했고, 그렇게 버티던 나는 결국 무너졌다. 더 이상 아무것도 할 수 없었다. 정지된 시간 속에서 나는, 멈출 수밖에 없었다.

치료를 받기 위해 버스를 타고 통원 치료를 다니던 어느 날, 문득 창밖을 바라보았다. "공사하던 건물이 벌써 다 지어졌네." 멍하니 바라보던 하늘 아래 나무들은 너무도 예뻤다. 그제서야 알았다. 정신없이 살아오느라 주변 풍경을 바라볼 여유조차 없었다는 것을. 인생이 여행이라면, 나는 주변 풍경을 즐기기는커녕 오직 목적지에 도착하는 것에만 몰두하고 있었다.

나는 스스로에게 계속 질문했다. "나는 앞으로 어떻게 살아야 하지?"

나를 지탱하던 가치, 관계, 신념을 세우고 무너뜨리고 또 세우기를 반복했다. 내가 추구할 바를 찾은 듯 하다가도, 금세 다시 무너졌다. 결국 마지막에 남은 건 나, 오롯한 나 자신뿐이었다.

그래서 이제는 말할 수 있다. 정신병은 결코 실패가 아니었다. 그것은 내 인생의 일시정지 버튼이었다. 고통의 시간을 통해 나는 어디서부터 잘못 왔는지, 그리고 앞으로 어디로 가야 하는지를 비로소 볼 수 있었다. 그렇게 멈춘 시간은 내 삶의 방향을 바꾼 기회가 되었다.

정신병은 내게 '전화위복'이었다. 그 시간을 지나 내가 다시 살아갈 수 있게 되었기 때문이다.

정신병 이전의 나는 늘 '더 나은 결과'를 향해 쫓기듯 살아갔다. 지금이라면 "수고했어"라며 토닥여줄 일에도 "왜 더 잘하지 못했지?" 하며 나를 몰아붙였다. 누군가 칭찬을 해도 "아닙니다"라고 겸손을 가장했고, 마음속엔 늘 결핍과 부족함만이 가득했다. 작은 일에도 신경이 날카로워졌고, 도와주는 사람들의 따뜻한 마음도 제대로 느끼지 못했다. 그렇게 잃어버린 소중한 인연이 많았다. 지금 생각하면 참 아쉽다. 그래서 더 다짐하게 된다. 새롭게 만나는 사람들에게는, 더 따뜻한 사람이 되자고.

    정신병으로 모든 것이 멈추었을 때, 나는 처음으로 생각했다. "내가 왜 이렇게까지 집착했을까?" 그동안 미처 보지 못했던 것들이 하나 둘 떠올랐다. 엄마에게 요리를 못 한다고 투정을 부렸던 기억이 있었다. 하지만 나중에 엄마가 식당에서 직접 요리를 배우셔서 리조또를 만들어주셨다. 어린 시절엔 당연하게 여겼던 사랑이, 시간이 지날수록 얼마나 큰 선물이었는지 가슴이 먹먹해졌다. 엄마는 고혈압으로 건강이 안 좋아지고 계시고, 이제는 그 시간이 유한하다는 사실이 더 뚜렷이 느껴진다. 살아계실 때 더 잘해야겠다는 다짐은 그렇게 마음 깊이 새겨졌다.

    나는 창밖으로 들어오는 햇빛에 감사했고, 필리핀 보육원에 봉사활동을 다녀온 기억도 떠올랐다. 부모 없이 시멘트 바닥에서 맨발로 살아가는 아이들을 보며, 대한민국에서 국가장학금을 받으며 교육을 받고 있다는 것이 얼마나 큰 축복인지 깨달았다. 흙수저, 헬 조선이라는 단어들이 무색해졌다. 예전엔 친구의 안부 전화조차 귀찮았는데, 지금은 그 소중함을 안다. 그래서 먼저 연락하고, 먼저 안부를 전하게 된다.

이처럼 멈추니 비로소 보이는 것들이 있었다. 지나가는 풍경에 의미를 부여하게 되었고, 작은 따뜻함이 삶의 원동력이 되어 주었다.

대학교에 다닐 때, 친구들과 하루에 감사한 일 세 가지를 써보자고 했던 적이 있다. 하지만 억지로 쓰는 감사는 오래가지 못했다. 복학 후, 기숙사에 운 좋게 합격해 2시간짜리 통학을 줄일 수 있었던 순간 - 그때 느낀 감사함은 진심이었다. 금세 잊을까 봐 노트에 적었고, 그렇게 사소한 것 하나하나에 행복을 느끼기 시작했다. 작은 감사가 마음속에 쌓이자, 긍정적인 생각도 자연스럽게 따라왔다.

누군가 나를 위해 문을 열어주는 일, 청소해주시는 어머님께 인사를 드리는 일, 이런 소소한 일들이 더는 작지 않게 느껴졌다. 부족한 나 자신에게도 "이 정도면 충분해" 라고 말할 수 있게 되었다. 삶을 바라보는 시선 자체가 바뀐 것이다.

정신병은 내게서 일상을 빼앗은 게 아니었다. 오히려 그 시간을 통해 나는 일상의 진짜 가치를 보게 되었다. 다리를 한 번 다쳐보면 안다. 집 밖으로 나가 거리를 걷는 것조차 얼마나 감사한 일인지. 행복과 감사는 멀리 있지 않았다. 다만 내가 알아차리지 못하고 있었을 뿐이다.

시인 나태주는 「행복」이라는 시에서 이렇게 말했다.

저녁 때
돌아갈 집이 있다는 것
힘들 때
마음속으로 생각할 사람이 있다는 것
외로울 때
혼자서 부를 노래가 있다는 것

(나태주, 「행복」, 『꽃을 보듯 너를 본다』, 지혜, 2015)

이처럼 정신병은 내게 새로운 안경을 선물해주었다. 결핍만 보이던 삶에 감사의 색을 입히고, 조급함으로 가득 찼던 마음에 긍정의 여유를 불어넣어주었다. 그래서 나는 이 시간을 분명히 말할 수 있다. 정신병은 내게 전화위복이었다.

고독한 시간에 환멸을 느껴 대학에 입학하자마자 모임이 있는 대로 다 나갔다. 카카오톡 친구는 1,000명을 넘어갔다. 하지만 진정으로 마음을 나누는 사람은 없었다. 지금도 연락하는 사람은 한 명도 없다. 그저 마음 맞는 한두 명 붙잡고 살면 되는 것이다. 예전에는 인맥이 많고, 누구에게나 친절한 사람이 되려고 했다. 보여주고 싶지 않은 모습을 감추는 사람처럼. 관계의 크기와 외형에 신경을 썼고 소셜 미디어 속 이미지도 중요하게 생각했다. 마음속엔 늘 공허함이 남아 있었다. 내 앞에서는 듣기 좋은 말만 했지만 한순간 다른 생각을 이야기하는 친구를 보며 믿을 사람은 정말 없구나라는 걸 많이 느꼈다.

정신병으로 힘들었던 시기에 나의 병력을 이야기한 사람들도 있다. 당시에는 그런 이야기를 자신에게 해주어서 고맙다곤 했지만 어떤 일을 할 줄 모른다는 두려움을 항상 갖고 사는 것 같았다. 그래서 다른 사람에게는 점점 더 말하지 말아야지 하는 생각을 더욱 굳혔다. 물론 어떤 사람을 만나느냐에 따라 다르겠지만 아직 한국 사회가 정신병을 받아들이진 못하는 것 같다. 나를 진심으로 이해해주고 내가 아프고 다쳤을 때 도와줄 사람은 가족뿐이라는 생각이다. 정말로 밑바닥까지 떨어졌을 때 도와줄 사람은 가족뿐이다. 나는 원래 결혼을 하지 않으려고 했는데 아프고 다쳐보니 가족의 소중함을 더욱 절실히 느꼈던 것 같다. 이전에는 가족은 너무나 당연한 존재여서 감사함과 소중함을 느끼지 못했던 것 같다.

정신병을 통해 누가 내가 밑바닥에 있을 때 도와줄 사람인가? 명확해졌던 것 같다. 한 사람, 한 사람 진실되게 관계를 맺어야겠다고 생각했다. 숫자에 집착하지 않고 양보단 질에 집중하기 시작했다. 떠난 사람을 원망하지 않게 되었다. 나중에 더 잘해줄 걸 후회하지 않도록 만날 때 최선을 다해주겠노라 다짐했다. 이젠 어떤 관계를 맺더라도 진심을 다하려고 한다. 진정한 관계란, 이야기를 들어주고 슬픔과 기쁨을 함께 나누는 존재라고 생각한다.

병이 없었더라면 모든 사람에게 똑같은 에너지를 주었을 것이다. 이들의 소중함을 지나쳤을 것이다. 떠나간 사람도 있지만, 남은 이들에게 더욱 집중할 수 있었다. 정신병은 내게 관계의 본질을 가르쳐준 '선별가'였다. 그래서 나는 이 시간 역시 전화위복이라 부른다.

2. 정신병은 몰입이다

정신병이 찾아오고 가장 먼저 느꼈던 건 '뇌 기능 저하'였다. 책을 읽어도 문장이 눈에 들어오지 않았고, 국어 지문을 이해하는 데 시간이 걸렸다. 머릿속은 안개 낀 듯 멍했고, 해야 할 일을 떠올려도 무기력해서 움직일 수 없었다. 지금도 할 일들을 적어두고 우선순위를 정하는 것이 습관이 되었다. 집중력은 몇 초도 넘기지 못했고, 단어를 떠올리는 데도 시간이 걸렸다. 이 모든 게 나에게는 처음 겪는 일들이었다. 어떻게 된 거지? 대체 뭐가 문제일까? 절망 안에 절망이 있었다.

그러던 어느 날, 완전히 모든 걸 내려놓고 책을 펼쳤다. 예전처럼 어려운 글은 도저히 읽히지 않아, 쉬운 책부터 읽기 시작했다. 글자가 눈에 들어오기 시작하자, 그 안에서 작은 몰입이 생겨났다. 음악을 들으면서 걱정과 근심이 사라지는 경험도 큰 전환점이었다. 그때부터 작곡가가 되고 싶다는 꿈도 품었고, 재즈 피아노를 배우고 화성학을 공부하기 위해 수학학원에서 일하며 레슨비를 모았다

그렇게 하나씩 무언가에 집중할 수 있는 시간이 늘어났다. 노래를 통해 철학을 배우고 인생을 이해할 수 있었으며, 그 감정을 잊고 싶지 않아 글을 쓰기 시작했다. 처음엔 의미 없는 낙서였지만, 한 문장, 한 단락이 자연스럽게 써지기 시작하면서 집중의 감각을 되찾을 수 있었다. 몰입은 거창한 것이 아니었다. 지금 내 앞에 있는 하나에 깊이 빠져드는 것, 그것이 전부였다.

전 서울대학교 재료공학부 황농문 교수는 이렇게 말한다:

"몰입은 손상된 뇌와 집중력을 회복시킨다."
　　　　　　　　　　－『몰입 확장판』, 황농문, RHK, 2024, 248쪽

몰입은 실제로 전전두엽을 활성화시키고 감정을 조절하며, 의사결정과 문제 해결 능력을 향상시킨다. 뇌세포는 한번 손상되면 재

생이 어렵지만, 새로운 자극과 연결을 통해 뉴런 간 시냅스를 재조직할 수 있다. 깊은 몰입은 뇌에 '재시동'을 거는 스위치와 같다. 이 과학적 근거는 내가 겪은 경험과도 정확히 일치했다. 나는 몰입을 통해 무너졌던 뇌를 다시 깨워냈다.

그 이후 나는 하루에 한 시간씩, 저녁 8시에 글을 쓰는 시간을 정해두었다. 집중이 안 되는 날에는 친구들과 스터디를 구성해 각자 공부하는 환경을 만들었다. 함께하니 더욱 규칙적으로, 꾸준히 실천할 수 있었다. 몰입이 쌓이자, 글이 더 잘 읽히고 이해되기 시작했다. 취업 적성검사를 준비할 때 국어 지문도 어렵지 않게 느껴졌다. 수능 국어에서 4~5등급을 받던 내가, 어느새 1시간 넘게 집중하며 글을 쓰는 사람이 되어 있었다. 사고력도 돌아왔고, 일상에서 기억이 끊기는 일도 사라졌다.

몰입은 단순한 기술이 아니었다. 나를 다시 살아가게 만든 복구의 에너지였다. 정신병은 뇌를 무너뜨렸지만, 몰입은 뇌를 다시 살아나게 만들었다. 우울하거나 불안할 때 나는 지금도 몰입의 상태로 빠지곤 한다. 이전보다 더 정돈된 사고, 깊어진 집중력, 명확한 주관을 갖게 되었다. 정신병이 아니었다면, 나는 몰입의 위대함을 몰랐을 것이다.

그래서 나는 말한다. 정신병은 뇌의 종말이 아니라, 몰입의 시작이었다.

정신병을 앓는 동안 나는 침대에 누워 유튜브만 보는 시간이 많았다. 몸도 굳었고, 머리도 굳었다. 6개월 정도 휴식을 취했다. 재수학원에서 나와 독학으로 삼수를 했고, 도서관에서 모의고사를 풀며 인터넷 강의를 들었다. 친구는 없었다. 학원과 집을 오가며 같은 루틴이 반복되었다. 그런 시간 속에서도, 마음 한켠에는 대학에 들어가면 하고 싶은 일들을 버킷리스트로 적어두곤 했다. 그건 내가 아직 살아 있다는 증거였다.

어렵게 대학에 입학하고, 1학기 동안은 성실하게 수업을 들었다. 그러다 버킷리스트 중 첫 번째였던 '춤'을 떠올렸다. 중학생 시절, 친구들 앞에서 춤을 추면 모두가 웃곤 했다. 나는 몸으로 무언가를 표현하는 즐거움을 알고 있었다. 우연히 브레이킹 댄스가 한국이 세계적으로 강하다는 이야기를 들었고, 휴학 후 본격적으로 춤을 배우기 시작했다. 윈드밀이라는 기술을 1년 동안 연습했다. 머리, 어깨, 허리에 피멍이 들고 무릎이 까졌지만, 기술을 성공했을 때의 짜릿함은 말로 다 표현할 수 없었다. '몸으로 하는 건 무엇이든 할 수 있다'는 자신감이 생겼다.

체중을 30kg 감량하는 과정에서 이미 유산소 운동과 근력 운동으로 기초 체력을 다졌던 나는, 브레이킹을 통해 '공부'가 아닌 새로운 것에 몰입하는 즐거움을 느꼈다. 여러 기술을 익히기 위해 반복하고, 실패해도 다시 시도했다. 함께 춤을 추는 친구들과도 우정을 쌓을 수 있었다. 1년 동안 한 가지 목표를 위해 인내하고 끈기 있게 몰입하는 법을 배웠다. 음악에 맞춰 춤을 추는 과정에서 리듬감을 길렀고, 신나는 음악에 몸을 움직이다 보면 불안과 걱정이 사라졌다.

1년 동안 춤을 추고 나서, 수험생활 동안 최선을 다하지 못했다는 미련이 남았다. 그래서 편입이라는 새로운 도전에 나섰다. 이번엔 대학교 서열이나 결과가 아닌, 과정에서 최선을 다하는 것에 의미를 두었다. 6개월 동안 아침 7시부터 저녁 10시까지 앉아 공부했다. 포기하고 싶을 때마다 '조금만 더 해보자. 나의 한계를 뛰어넘자'는 마음으로 하루하루를 이겨냈다. 브레이킹으로 다져진 체력, 그리고 '몰입'이라는 내면의 근육이 나를 버티게 했다.

편입 지원 과정에서 서류 제출 방식 착오로 시험도 보지 못하고 탈락했다. 처음엔 무척 힘들었지만, '내가 왜 이걸 시작했지?'라는 질문으로 다시 돌아가 보았다. 목표가 대학 이름이 아닌 '최선을 다한 과정'이었음을 떠올렸고, 다음 날부터 다시 공부에 몰입할 수 있었다.

1년 동안 춤을 추며 불가능해 보였던 도전을 해냈고, 무엇이든 할 수 있다는 자신감을 얻었다. 중학교 3학년부터 삼수까지 6년 간의 수험생활도 최선을 다하면서 미련을 없앴다. 예전에는 "조금만 더 하면 할 수 있을 것 같아"라는 막연한 미련이 남아 있었지만, 이번엔 아니었다. **나는 할 수 있는 모든 것을 다했기에, 온전히 내려놓을 수 있었다.** 그리고 그렇게, 한 걸음 앞으로 나아갈 수 있었다.

정신병을 통해 나는 '최선을 다해 몰입하는 삶'을 경험했다. 몰입은 나의 강점이 되었고, 집중력과 회복력을 길러주었다. 몸과 머리, 감정과 의지 - 몰입은 나라는 존재 전체를 다시 깨어나게 만든 선물이었다.

3. 정신병은 성장이다.

정신병을 앓기 전, 나는 항상 '남들처럼 잘 살아야 한다'는 기준에 갇혀 있었다. 수학을 좋아해 수학과에 진학했지만, 탁월한 친구들과 비교하면서 흥미를 잃어갔다. 잘해야만 좋아할 수 있다는 사고방식이 나를 옥죄었다. 나는 거북이인데 토끼처럼 빨리 달리려 했다. 음악을 좋아해 실용음악과를 고민했지만, 결국 '전화기' 라고 불리는 취업 유리한 공대 중 기계공학을 선택했다. 눈에 보이는 것이라도 다뤄야 마음이 놓일 것 같았다. 어렵게 편입까지 하며 도전했지만, 여전히 마음 한 켠에는 '나만 뒤처지는 건 아닐까' 하는 불안이 자리를 잡고 있었다. 지금은 안다. 그때의 불안도, 선택도, 결국은 나를 찾아가는 여정이었다는 것을.

"반복되는 꿈 따위에 너무 많은 의미를 두고 있었던 것 같았다.

"꿈을 풀이해달라고 온 게지. 꿈이란 곧 신의 말씀이지. 신이 이 세상의 언어로 말했다면 나는 자네의 꿈을 풀어줄 수 있어. 그러나 만약 신이 자네 영혼의 언어로 말했다면 그건 오직 자네 자신만이 이해할 수 있다네."

(파울로 코엘료, 《연금술사》, 최정수 옮김, 문학동네, 34쪽)

"내 꿈은 나만이 해석할 수 있다"는 내 시선을 완전히 바꾸었다. 세상의 언어가 아니라, 내 영혼의 언어를 따라가야겠다는 다짐이 생겼다.

"언제나 물어야 해, 언제나 의심해야 하구. 그러나 일은 아주 간단해. 예를 들면 그런 나방이 자신의 뜻을 별이나 뭐 비슷한 곳까지 향하게 하려 했다면, 그건 이룰 수 없는 일이겠지. 다만 나방은 그런 따위 시도는 안해. 나방은 자기에게 뜻과 가치가 있는 것, 그것만 찾는 거야. 그리고 바로 그렇기 때문에 믿을 수 없는 일도 이루어지는 거지.

그는 자기 외에는 다른 동물은 갖지 못한 마법의 제 6감을 개발하는 거야! 우리 같은 사람은 동물보다 활동의 여지가 많을 것이고, 관심도 크겠지. 그러나 우리도 얼마만큼은 정말 좁은 테두리에 매여 있어서 그걸 벗어날 수 없어. 상상 같은 건 해볼 수 있지, 이런 저런 상상의 날개를 펼 수는 있겠지, 꼭 북극에 가고 싶다라든지, 혹은 그런 무엇을. 그러나 그걸 수행하거나 충분히 강하게 원할 수 있는 것은 오로지, 소망이 내 자신의 마음속에 온전히 들어 있을 때, 정말로 내 본질이 완전히 그것으로 채워져 있을 때뿐이야.

그런 경우가 되기만 하면, 내면으로부터 너에게 명령되는 무엇인가를 네가 해보기만 하면, 그럴 때는 좋은 말에 마구를 매듯 네 온 의지를 팽팽히 펼 수 있어. 예를 들면 내가 지금, 우리 신부님이 장차 안경을 안 쓰시도록 힘써 봐야겠다고 한다면, 그건 안 될 일이야. 그건 그냥 장난이야. 그러나 내가, 그때 가을처럼, 저 앞에 있는 내 의자에서 자리를 바꾸어야 되겠다는 확고한 의지를 갖게 되면, 그럴 때는 아주 잘되지. 그때 알파벳순으로 보아 내 앞에 앉아야 되는데 지금껏 아파서 등교하지 못해 자리가 없던 아이가 갑자기 나타났

어. 그리고 누군가가 그에게 자리를 만들어줘야 했고 물론 내가 그
렇게 했지. 내 의지가 준비가 되어 있었기 때문에, 즉시 기회를 포
착한거지.

(데미안, 헤르만 헤세, 전영애 옮김, 민음사, 76-77쪽)

《데미안》에서 읽은 "내면의 확고한 의지가 있을 때, 세상이 맞춰지기 시작한다"는 말도 큰 힘이 되었다. 어떤 선택이든 정답은 없다. 정답으로 만드는 과정만 있을 뿐이다. 과연 나는 내 삶에 어떤 의미를 부여하고 살아갈 것인가? 그 질문을 끊임없이 되뇌었다.

예전의 나는 타인의 꼭대기와 나의 바닥을 비교하며 자책했다. 지금은 나의 뿌리를 본다. 《연금술사》에서 양들이 책보다 더 많은 것을 가르쳐준다는 구절처럼, 경험에서 얻는 교훈은 책보다도 깊다. 책을 읽고, 글을 쓰고, 음악을 들으며 감정과 생각을 정리하다 보니, 예전에는 이해할 수 없던 문장들도 나만의 방식으로 스며들었다. 나는 느리지만, 분명히 변하고 있었다.

이제는 결과에 집착하지 않는다. 인생은 계획대로 되지 않는다는 것을 안다. 중요한 건 순간순간의 최선이다. 남의 평가보다, 내가 얼마나 성장했는지가 중요하다. 음악, 글쓰기, 책읽기, 몰입, 신앙 등 외부보다 내면을 정비하는 연습을 계속하고 있다. 그 과정을 통

해 나는 단단해졌다.

정신병은 나를 부수지 않았다. 오히려 내 안의 목소리에 귀 기울이게 한 축복이었다. 세상의 언어로는 설명할 수 없는 내 삶을, 내 언어로 표현할 수 있게 되었기 때문이다. 진짜 성장은 타인에게 보이기 위한 완벽함이 아니라, 내면에서 우러나는 확신에서 시작된다. 이제 나는 말할 수 있다. 정신병은 나를 성장으로 이끈 길이었다고.

정신병 이전, 나는 부모님, 교회, 사회가 만든 안정과 통제의 질서 안에 살고 있었다. 교육을 통해 '좋은 사람', '모범적인 삶'을 따르려 했다. 내 안의 소망과 욕구는 억눌렸고, 저항할 용기조차 없었다. 남들도 다 그렇게 살기 때문이다.

그러던 어느 날, 《데미안》에서 만난 문장이 나의 생각을 바꾸기 시작했다. "새는 알에서 나오기 위해 투쟁한다. 알은 세계다. 태어나려는 자는 하나의 세계를 깨뜨려야 한다." 나는 깨달았다. 나를 보호하던 세계가 오히려 나의 성장을 가로막고 있었다. 정신병이라는 고통조차도 껍질에 불과했다. 그 안에서 나는 나만의 세계를 찾고 있었고, 결국 그 껍질을 깨야만 했다.

(데미안, 헤르만 헤세, 전영애 옮김, 122-123쪽)

혼란, 무기력, 외로움, 방황, 열등감 등 그 모든 감정이 '깨어남의 진통'이었다. 정신병은 무너짐이 아니라 '진짜 나'를 향한 탈피의 시작이었다. 고통은 껍질을 부수는 소리였고, 깨어난 후 나는 새로운 시야와 감정의 깊이를 가지게 되었다. 마치 알을 깨고 나온 새가 처음 세상을 날아오르는 것처럼, 나도 그렇게 조금씩 나아가기 시작했다.

이제는 외부의 기준이 아닌, 나 자신의 소리에 귀를 기울이며 살아간다. 내가 짧은 인생 속에서 진심으로 이루고 싶은 것이 무엇인지 매일 묻는다. 실수조차도 성장의 일부로 받아들이고, 이전에 거절하던 관계나 새로운 도전에 조금 더 유연해졌다.

정신병은 결국 나를 무너뜨린 것이 아니라, 알을 깨고 나올 수 있도록 만든 자극이었다. 그 고통이 없었다면 나는 여전히 갇힌 채로 머물러 있었을 것이다. 지금 나는 더 넓은 세상을 보고 있다. 그래서 말할 수 있다. 그 고통은 탈피였고, 진짜 태어남이었다.

정신병 이전의 나는 무의식적으로 '완벽한 사람'이 되려 했다. 사회가 요구하는 규율, 종교가 강조하는 모범적 교리 속에서 살아가며 실수와 실패를 두려워했다. 남들보다 뒤처지는 게 가장 큰 불안이었다. 신앙 안에서도 '모범', '착함'이라는 틀에 갇혀 스스로를 끊임없이 죄책감에 몰아넣었다. 한 번의 실수에도 오랫동안 자책했다. 완벽주의는 오히려 일의 결과를 망치게 만들었고, 얽매임은 오히려 성장을 가로막았다.

정신병을 앓으며 무기력과 자기비난이 반복되었다. "나는 왜 평범하게도 못 살까?"라는 자기부정은 깊어졌고, 죄책감은 나를 더욱 고립시켰다. 하지만 독서와 성찰을 통해, 위대한 인물들조차 실수와 실패의 연속이었음을 알게 되었다. 완벽할 수 없기에 인간이며, 완벽하지 않기에 계속 배울 수 있는 존재라는 사실을 깨달았다. 나는 나 자신을 먼저 용서해야 했다.

『마인드셋』의 저자 캐럴 드웩은 말한다. "성공하지 못했을 때 당신은 어떤 존재인가?" 고정 마인드셋은 실수를 '자질의 부족'으로 간주하고 자존감을 깎지만, 성장 마인드셋은 실패를 배움의 기회로 본다. 실패가 나를 규정하지 않는다. 오히려 실패는 단단한 의지를 만들어내고, 문제를 해결하려는 움직임을 만들어낸다. 정신병을 계기로 나도 그 변화를 경험했다. 실수는 실패가 아니라 성장의 과정임을 받아들였고, 부족함을 인정하자 '실행력'이 살아났다. 《데미안》 속 문장처럼, "나는 내 삶의 창조자"라는 믿음이 생겼다.

(마인드셋, 캐럴 드웩, 김준수 옮김, 스몰 빅라이프, 2023, 60쪽)

독서, 글쓰기, 스터디, 운동, 인간관계, 업무 등 실수해도 괜찮았다. 중요한 건 '계속 시도하는 나', '어제보다 조금 더 나아진 나'였다. 나는 매일 일기를 쓰며 "오늘 내가 성장한 점"을 기록했다. 남과 비교하지 않고, 내 감정과 행동에 집중했다. 실수와 후회를 끌어안는 방식도 달라졌다. 내게 좀 더 따뜻하게 말했고, 나 자신에게 자주 "잘하고 있어"라고 격려했다.

『마인드셋』에서 캐럴 드웩은 이렇게 말한다. "성공에 대한 새로운 정의는 최선을 다하고 배우고 발전하는 데서 비롯된다." 진정한 성공이란, 나 자신을 믿고 앞으로 나아가는 힘, 그리고 끝까지 밀고 나가는 끈기다. 나는 이제 성공한 사람보다 성장 중인 사람이고 싶다. 실수해도 괜찮다. 나는 지금도 계속 나아가는 중이니까.

(마인드셋, 캐럴 드웩, 김준수 옮김, 스몰 빅라이프, 2023, 148쪽)

정신병은 완벽주의를 내려놓는 계기였고, 나를 성장 마인드셋으로 이끌어 준 소중한 전환점이었다. 실패는 더 이상 부끄러운 것이 아니라, 나를 조금 더 깊이 있게 만들어주는 성장의 이름이었다.

4. 정신병은 최선이다

정신병이 오기 전까지, 나는 단 한 번도 나 자신에게 "정말 최선을 다했다"고 말할 수 없었다. 고등학생 시절, 그리고 삼수에 이르기까지 수험생활은 늘 반복되었지만, 그때마다 아쉬움이 남았다. 결과를 떠나 언제나 마음 한켠에는 "내가 할 수 있는 걸 다 하지 않았다"는 감각이 남아 있었다. 책상 앞에 오래 앉아 있는 것 같아도, 집중은 딴 데 가 있었다. 핸드폰을 보며, 쉬는 시간을 늘리며, 마음 한켠에는 항상 미뤄두는 습관이 있었다. 무언가에 쫓기듯 살았지만, 정작 내 삶에는 진심으로 부딪힌 적이 없었다.

정신병을 앓고 나서야 비로소 절박함이 찾아왔다. 무너진 뇌, 무기력한 몸, 반복되는 자책 속에서 문득 이런 생각이 들었다. "내가 단 한 번이라도, 후회 없이 최선을 다해본 적이 있었나?" 그 답을 찾기 위해 다시 책을 펼쳤다. 이번에는 달랐다. 완벽하게 하려 하지 않았다. 대신 '매일 정해진 시간만큼 앉아 있는 것'부터 시작했다. 할 수 있을 만큼, 그러나 매일 꾸준히. 하루 일과표를 정하고, 집중이 안 되는 날도 끝까지 자리를 지켰다. 공부를 포기하고 싶을 땐, 스스로에게 이렇게 말했다. "조금만 더 해보자. 그래야 후회가 없을 거야."

그렇게 쌓인 날들이 나를 바꿔놓았다. 처음으로 공부가 습관이 되었고, 스스로를 이겨내는 경험이 축적되었다. 시험 결과는 만족스럽지 않을 수도 있다. 하지만 그건 중요하지 않았다. 중요한 건 '과정'이었다. 다시 돌아간다고 해도, 나는 그때보다 더 잘할 자신이 없었다. 그건 단순한 위로가 아니라, 내가 나 자신에게 줄 수 있는 증언이자 자부심이었다. 누군가에게 보여주기 위한 것이 아니라, 내가 나를 위해 쏟은 노력. 그것이 진짜 최선이었다.

그 경험 이후로, 최선을 다하는 방식이 몸에 배기 시작했다. 춤을 출 때도, 음악을 할 때도, 학점 관리나 인간관계에서도 마찬가지였다. 내가 좋아서 시작했지만, 중간에 포기하지 않기 위해 늘 마음을 다잡았다. '다시는 그렇게 살고 싶지 않다'는 각오가 내 안에 있었다. 사람들은 나를 "열정적인 사람"이라 불렀고, 스스로도 그렇게 느낄 수 있었다.

정신병은 내게서 많은 것을 앗아갔다. 하지만 한 가지를 되돌려주었다. 진짜 최선이란 무엇인가에 대한 경험이었다. 이후 나는 어떤 도전이든 덤빌 수 있었다. 잘할 수 있어서가 아니라, 최선을 다할 수 있다는 걸 알았기 때문이다. 그래서 나는 말할 수 있다. 정신병은 나에게 '최선'이라는 삶의 자세를 가르쳐준 선물이었다.

정신병 이전의 나는 공부 외의 모든 것을 미뤘다. 선택은 늘 남의 몫이었다. 고등학교 3학년부터 삼수까지, 나는 부모님과 사회의 기준에 맞춰 살아왔다. 한 번도 '내가 정말 원하는 것이 무엇인지' 진지하게 고민해본 적이 없었다. 그렇게 반복된 수험생활은 결국 정신병으로 이어졌고, 나는 무기력하게 침대에 누워 유튜브만 보며 시간을 보내야 했다. 그런데 그 시간을 지나며, 나는 다짐했다. 앞으로는 내 기준으로, 내가 선택한 삶을 살겠다고.

그 첫 번째 도전이 바로 춤과 음악이었다. 재즈 피아노, 작곡, 미디, 화성학, 드럼 등 손에 잡히는 것마다 해보았다. 공부를 내려놓고 레슨비를 벌기 위해 수학학원에서 일도 병행했다. 한편으론 조급했다. 친구들은 하나 둘 대기업에 취업했고, 나는 한참을 돌아가고 있었다. 어머니께 "왜 말리지 않으셨어요?" 라고 물었더니, 해주고 싶은 게 많았는데 못 해줘서 미안했다고 하셨다. 그래서 무슨 일이든 내 손으로 직접 해보라고, 그 기회를 주고 싶었다고 하셨다. 그 말이 큰 위로가 되었다. 덕분에 나는 진심으로 몰입할 수 있었다.

음악과 춤에 특별한 재능이 있었던 건 아니다. 하지만 하루하루 연습을 반복했고, 어느새 3년이 지났다. 윈드밀을 성공했을 땐, 고통을 뚫고 일어선 나 자신이 자랑스러웠다. 내가 무언가에 꾸준히 몰입하고, 인내할 수 있다는 걸 몸으로 배웠다. 세계적인 무대에서

활약하는 댄서들과 뮤지션들을 보며 '나도 세계 최고가 되고 싶다'는 꿈도 꾸었다. 하지만 냉정하게 돌아봤을 때, 그들과 어깨를 나란히 하기엔 아직 역부족이었다. 그래서 생각을 바꿨다. 춤과 음악이 아니라면, 내가 오랫동안 해왔던 공부에서만큼은 '세계 최고'가 되어보자고.

춤과 음악을 배우는 과정에서 많은 사람들을 만났고, 그들의 삶과 생각을 통해 나 자신을 되돌아볼 수 있었다. 완벽한 사람은 없었다. 모두가 시행착오 속에서 성장하고 있었다. 그 속에서 나는 나의 어리석음을 인정할 수 있었고, 동시에 그런 나를 품을 수 있었다.

춤과 음악은 결국 내게 '몰입'과 '지속', 그리고 '성장'이라는 키워드를 남겼다. 처음으로 내가 좋아하는 일을, 진심을 다해 해봤다는 경험. 그 경험이 나를 바꾸었고, 최선을 다하는 것이 내 삶의 습관으로 자리 잡는 계기가 되었다. 정신병은 나를 무너뜨렸지만, 동시에 나를 다시 살게 한 선물이었다. 그 안에서 나는 처음으로, 삶을 향해 진심을 다해 몸을 던질 수 있었다.

목표했던 대학에 떨어졌을 때, 취업에서 불합격했을 때, 좋아하는 사람에게 거절당했을 때, 나는 철저히 무너졌다. 머리가 깨질 듯이 아팠고, 아무것도 하지 못한 채 방에 누워 앓는 소리만 냈다. 생각하지 않으려 해도 생각은 끊임없이 이어졌고, 스스로를 향한 실망과 혐오가 마음속을 가득 채웠다. "나는 왜 이렇게 못났을까?" 그 질문에 대한 대답을 찾지 못한 채 침묵했다.

하지만 정신병을 겪고 난 이후, 나는 서서히 다른 방식으로 삶을 마주하기 시작했다. 결과는 내가 통제할 수 없지만, 노력은 통제할 수 있다는 감각이 생겼다. 최선을 다했다면 결과가 어떻든 받아들일 수 있다는 마음가짐. 그것은 정신병 이후 처음 생긴 회복의 신호였다. '실패해도 다시 시작할 수 있다'는 믿음은, 아픔 속에서 얻은 가장 단단한 태도였다.

춤을 접고, 음악을 멈추고, 창업을 실패한 뒤 나는 다시 학교로 돌아왔다. 소홀히 했던 학점을 올리고, 다시 기본을 다지며 버텼다. 할 수 있는 게 그것뿐이었기에, 그것에 집중했다. 기계공학과에서 전공을 살려 전기차를 만드는 프로젝트에 참여했고, 동아리에서는 브레이크를 설계했다. 주변의 친구들은 하나 둘 대기업에 취업했지만, 나는 뜻한 바를 이루지 못했다. 하지만 이상하게도 예전처럼 무너지지 않았다. 실패는 더 이상 나를 쓰러뜨리지 않았다. 이전의 실패를 견딘 기억이, 지금의 나를 붙잡아 주었다.

매 순간 최선을 다했다. 어렵고 힘들수록, 결과보다 '내가 지금

할 수 있는 것'에 집중했다. 노력은 배신할 수 있지만, 노력하는 과정에서 내가 나를 믿게 된다는 사실은 변하지 않는다. 노력은 결과보다, 나 자신과의 약속을 지키는 힘이다.

실패는 성공의 반대말이 아니다. 실패는 성장의 발판이었다.

정신병이 없었다면, 실패에 이토록 단단해지지 못했을 것이다.

이제는 안다. 나를 흔드는 건 언제나 '결과'였지만, 나를 붙잡는 건 '태도'였다.

정신병은 내게 단순한 고통이 아니었다. 실패를 견디고, 또 도전하게 하는 내면의 힘을 길러준 가장 단단한 선물이었다.

3장
정신병을 방치하면 저주가 된다

1. 정신병을 방치하면 뇌가 망가진다
2. 정신병을 방치하면 사회적으로 고립된다
3. 정신병을 방치하면 현실성이 없는 망상이다
4. 정신병을 방치하면 사회성이 없어진다

1. 정신병을 방치하면 뇌가 망가진다

누구나 동일한 뇌 회로를 갖고 있다.

만약 당신이 우울증에 걸려 있으나 이 책을 읽을 만큼은 건강하다면, 뇌의 회로를 재배선하고 우울증의 진행 방향을 뒤집는 데 필요한 모든 것을 갖춘 셈이다. 사람들은 모두 동일한 뇌 회로를 갖고 있으므로 우울증에 걸렸든, 불안증에 걸렸든, 어딘가 아프든, 그냥 잘 지내고 있든 누구나 똑같은 신경과학을 활용해 자기 삶을 나아지게 할 수 있다. 사람의 뇌는 긍정적인 피드백 시스템이다. 아주 미세한 변화 하나로도 충분히 효과를 낼 수 있는 경우가 많다.

(우울할 땐 뇌과학, 앨릭스 코브, 정지인 옮김, 심심, 17쪽)

"정신질환에 대한 편견 문제에서 누구도 예외일 수 없다. 누구나 아플 수 있고, 비정상의 범주에 포함될 수 있다. 중요한 것은 해결책이 있다는 것이다. 혹시 마음이 아프고 괴롭다면 뇌를 살펴보자. 모든 답은 뇌 안에 있다."

(뇌를 읽다, 마음을 읽다. 권준수, 21세기 북스, 64쪽)

나는 오랫동안 '정신병'을 마음이 약한 사람만 겪는 문제라고 생각했다. 어릴 때부터 성실함과 근면함이 미덕이라 여겨졌기에, 정신적인 고통은 단지 게으름, 의지 부족, 나약함의 결과라고 믿었다. 그래서였다. 처음 무기력함과 슬픔이 반복될 때, 나는 스스로를 탓했다. 왜 나는 이렇게 아무것도 하지 못하는가? 왜 나는 항상 우울한가? 왜 나는 사람들의 시선이 두려운가? 나약하고 한심한 나를 혐오하며 침대에서 하루를 보내던 날들이 많았다.

하지만 그 고통이 반복될수록 나는 느낄 수 있었다. 단지 의지로 이겨낼 수 없는 무언가가 있다는 것을. 머리는 무겁고 감정은 제어되지 않았으며, 사회와 단절된 기분은 점점 뇌 전체를 어둡게 덮었다. 이런 나에게 하나의 문장이 전환점이 되었다. "정신병은 뇌의 병이다." 앨릭스 코브의 『우울할 땐 뇌과학』에서 이 문장을 읽었을 때, 처음으로 나를 이해할 수 있었다. 정신의학자 권준수 교수도 말했다. "혹시 마음이 아프고 괴롭다면 뇌를 살펴보자. 모든 답은 뇌 안에 있다." 나는 그제야 깨달았다. 내가 겪는 증상은 단순한 기분의 문제가 아니라, 뇌 회로의 이상이었다.

이 인식의 변화는 삶을 완전히 바꾸었다. 정신질환은 의지가 약해서가 아니다. 우리는 기분이 아니라 회로로 살아간다. 무기력과 자책, 반복적인 슬픔은 뇌가 보내는 신호였다. 나는 단지 그 신호를 이해하지 못했을 뿐이다. 방치된 정신병은 뇌를 손상시킨다. 그러나 인식하고 개입하면, 회복이 시작된다. 이 글은 바로 그 회복의 가능성과 희망에 대한 이야기다. 정신병을 방치하면 뇌가 무너진다. 그러나 적절히 다루면, 오히려 나를 다시 태어나게 한다.

뇌는 단순한 장기가 아니다. 그것은 기억, 감정, 의지, 집중, 판단, 관계 등 인간 존재의 전 영역을 다루는 거대한 회로망이다. 신경과학은 이를 '네트워크'로 본다. 이 네트워크는 기쁨 회로, 공포 회로, 집중 회로, 습관 회로 등으로 구성되어 있으며, 우리가 살아가는 방식은 이 회로들이 얼마나 조율되고 연결되는지에 따라 결정된다.

정신병은 이 회로의 고장으로부터 시작된다. 『우울할 땐 뇌과학』에 따르면, 감정 조절을 담당하는 변연계와 판단·계획을 담당하는 전전두피질 사이의 연결이 무너질 때 우울증이 발생한다. 특히 전방대상피질(ACC)은 이 연결의 허브이자 감정 조절의 중심이다. 회로의 오류는 무기력, 자책, 수치심, 공포 등 부정적인 감정을 과도하게 증폭시키고, 결국 '하강 나선'을 만들게 된다.

나는 그 증상을 생생히 겪었다. 눈을 뜨는 것조차 버거웠고, 무언가를 시도할 의지도 사라졌다. 글을 읽어도 집중이 되지 않았고, 대화를 해도 상대의 말이 이해되지 않았다. 그런 상태에서, 스스로를 더 탓하게 되었다. "나는 왜 이럴까?", "왜 아무것도 못하지?", "내가 문제야." 자책은 또 다른 자책을 불러왔고, 뇌는 점점 더 어둡고 좁아졌다.

하지만 신경과학은 희망을 이야기한다. 바로 '신경가소성'(neuroplasticity) 때문이다. 뇌는 변화할 수 있다. 회로는 새롭게 조율될 수 있다. 산책, 명상, 규칙적인 수면, 감사일기, 음악 감상 등 아주 작은 실천도 뇌에 긍정적인 자극을 주며, 전기 활동을 변화시키고 화학 전달 물질(세로토닌, 도파민 등)을 조정한다. 이것이 바로 '상승 나선(Upward Spiral)'이다. 작은 실천이 반복되면 뇌는 새로운 회로를 형성하고, 점점 더 안정과 회복의 방향으로 나아간다.

정신병은 단순히 '마음이 약해서'가 아니라, 뇌의 회로가 과부하 상태로 고장났기 때문이다. 그리고 회로는 회복될 수 있다. 우리는 변화할 수 있는 뇌를 갖고 태어났다. 단, 방치하면 늦는다. 신경세포의 위축은 시간이 지날수록 회복이 어려워진다. 조기에 개입해야 한다. 고통을 느낀다면, 그 순간이 바로 시작할 수 있는 '골든타임'이다. 지금이 그 출발점이다.

나는 고등학교 시절부터 소음에 예민해지기 시작했다. 친구들이 떠드는 교실에서 집중이 되지 않아 종종 다투었고, 결국 사람들과 점점 멀어졌다. 운동할 시간도 없을 만큼 공부에만 몰두했고, 스트레스로 살이 쪘다. 이 모든 변화가 단순한 성격 탓이라고 생각했다. 하지만 돌이켜보면, 그것은 뇌의 이상이 내 삶을 조용히 파고든 첫 징조였다.

재수학원에 다니던 어느 날, 방 안의 화재경보등에서 나오는 붉은 불빛이 나를 감시한다고 느꼈다. 당시엔 그저 피곤해서 그런가보다 생각했지만, 지금은 분명 망상이었다. 점차 사람들의 시선이 두려워졌고, 사람들과 접촉하는 것이 고통스러워졌다. 결국 혼자가 되는 것을 선택했고, 외로움은 내 안에서 불안을 키웠다. 살을 30kg 이상 감량해도, 허전함은 채워지지 않았다. 우울과 불안은 더욱 짙어졌다.

노래 가사가 다르게 들리거나, 누군가 내 흉을 보고 있다는 망상은 일상이 되었지만, 그 원인을 몰랐다. 글이 눈에 들어오지 않고, 집중도 되지 않아 결국 수능을 앞두고 학원을 그만두었다. 내가 망가졌다는 자각조차 없었다. 정신과 치료를 처음 받은 건 재수 중이었다. 서울대병원 권준수 교수님의 진단 결과는 조현병이었다. 권교수님은 이렇게 말했다.

"대부분의 환자들은 증상이 생기고도 병원을 늦게 찾습니다. 이미 뇌가 많이 망가진 뒤죠."

이 말이 뇌리를 때렸다. MRI와 CT 검사에서는 별다른 이상이 없었지만, 내 정신은 분명 고장 나 있었다. 병에 대한 교육을 받으며, 조현병 환자들의 다양한 증상을 접했다. 환청으로 괴로워하는 환자, 약을 자주 끊었다 재복용하는 환자들. 나는 그나마 조기에 발견된 편이었다. 조현병은 전두엽과 해마의 기능을 빠르게 저하시키고, 신경세포를 소실시켜 치매에 가까운 상태로 진전시킬 수 있는 질병이다.

나는 '내가 게으르거나 나약해서 아픈 것'이라며 자책했지만, 사실은 뇌의 신경 회로 자체가 비정상적으로 작동하고 있었던 것이다. 이 사실을 깨닫기까지 너무 많은 시간이 걸렸다. 그리고 나는 그동안 내 뇌가 얼마나 고통받고 있었는지를 진단서가 아닌 '삶의 무너짐'으로 체감하게 되었다.

정신병은 절대 나약함의 증거가 아니다. 그것은 뇌의 연결 회로가 오작동하는 생물학적 상태이다. 뇌는 연결망이다. 감정과 기억, 판단과 주의, 집중과 통찰은 모두 특정한 신경 회로의 흐름 속에서 이루어진다. 그리고 이 회로는 손상될 수도 있지만, 다시 회복될 수도 있다. 이를 신경가소성(neuroplasticity)이라고 한다.

모든 일이 뇌를 바꾼다.

대니얼 J. 시겔, UCLA 의과대학 정신의학과 교수

생각하는 방식을 어떻게 바꿔야 하는지에 그것을 하나하나 실천에 옮기기 위한 구체적인 행동까지. 그런데 이런 지식과 도구가 실제로 도움이 될까?

지금은 마음을 어떻게 사용하느냐에 따라 뇌도 변한다는 사실이 널리 알려져 있다. 주의를 집중하거나 의도적으로 생각을 특정 방향으로 이끌거나 분명한 목적을 품고 감정을 평온하게 가라앉히는 모든 일이 뇌를 바꾼다. 이것이 바로 신경가소성(neuroplasticity)의 정수다. 마음을 사용하는 방식을 포함해 사람이 하는 모든 경험은 실제로 뇌의 활동을 변화시키고 평생에 걸쳐 뇌를 리모델링한다는 것이 바로 신경가소성이 의미하는 바다.
(우울할 땐 뇌과학, 앨릭스 코브, 정지인 옮김, 심심, 5쪽 추천의 말)

즉, 우울·조현병 등 정신질환이 뇌의 오작동에서 비롯된다고 해도, 회복을 위한 '작은 실천'이 새로운 회로를 만들 수 있다. 실제로 나의 경우, 작은 습관 하나가 내 삶의 흐름을 바꿨다. 매일 아침 일어나 햇빛을 쬐며 산책을 하고, 감사한 일을 하루에 한 가지씩 기록했다. 처음엔 아무것도 변하지 않는 것 같았지만, 몇 주가 지나자 무기력이 줄고, 일상이 조금씩 되살아났다.

앨릭스 코브는 말한다.

"복잡계인 뇌에서는 아주 작은 변화가 큰 결과를 낳을 수 있다."
(『우울할 땐 뇌과학』, 앨릭스 코브, 정지인 옮김, 심심, 32쪽)

정신병의 가장 무서운 점은 그것이 '회복이 불가능하다는 믿음'을 만들어낸다는 점이다. 하지만 우리는 그 믿음부터 먼저 치료해야 한다. 회복은 가능하다. 신경과학은 이를 증명했고, 수많은 회복 사례는 이를 뒷받침한다.

정신병을 방치하면 뇌는 점차 위축되고, 무기력은 깊어진다. 하지만 우리가 스스로를 받아들이고, 작게라도 행동을 시작한다면 뇌는 그 흐름을 바꾸려 반응한다. 정신질환은 '나의 잘못'이 아니라 '뇌의 신호'다. 그리고 그 신호에 어떻게 대응하느냐가 삶의 방향을 바꾼다.

중요한 것은 병이 있다는 사실보다, 그 병을 이해하고 대응할 수 있다는 사실이다. 뇌는 변화 가능성을 품고 있다.

우리는 바꿀 수 있다. 작은 실천으로, 뇌의 흐름을, 나의 삶을.

2. 정신병을 방치하면 사회적으로 고립된다

정신병에 걸렸다는 사실을 들킬까 두려웠다. 그저 불안하고 우울하다는 말조차 하지 못했다. 사람들의 시선이 무서웠고, 혹여 뒷말이 돌까 겁이 났다. 처음엔 그냥 말하지 않으면 된다고 생각했다. 하지만 점점 사람 자체를 피하게 됐다. 약속이 있어도 나가기 싫고, 누군가와 눈을 마주치는 것조차 버거웠다. 그러다 보니 고립은 자연스럽게 따라왔다. 누구에게도 연락하지 않고, 연락이 와도 회피했다. 그렇게 나는 혼자가 되어갔다.

그 속에서 나를 가장 많이 괴롭힌 건 사람들의 반응이 아니라, 내 머릿속 목소리였다. "넌 이상한 사람이야. 다들 널 피할 거야. 정신병이 있다는 걸 알면 절대 받아들이지 않을 거야." 한마디 말에도, 한 번의 무반응에도 마음이 무너졌다. 괜히 인사에 덜 웃는 친구를 보며 '역시 날 싫어하나보다' 생각했다. 불안은 점점 커져 갔다.

알랭 드 보통은 《불안》에서 말한다. "우리는 사랑받고 싶기 때문에 불안하다." 그리고 "사람들의 존중과 인정 없이는 스스로를 용납할 수 없게 된다"고 했다.

지위로 인한 불안

● 사회에서 제시한 성공의 이상에 부응하지 못할 위험에 처했으며, 그 결과 존엄을 잃고 존중을 받지 못할지도 모른다는 걱정. 현재 사회의 사다리에서 너무 낮은 단을 차지하고 있거나 현재보다 낮은 단으로 떨어질 것 같다는 걱정. 이런 걱정은 매우 독성이 강해 생활의 광범위한 영역의 기능이 마비될 수 있다.

● 우리가 사다리에서 차지하는 위치에 그렇게 관심을 가지는 것은 다른 사람들이 우리를 어떻게 보느냐가 우리의 자아상(自我像)을 결정하기 때문이다. 예외적인 사람들(소크라테스나 예수)은 다르겠지만, 세상이 자신을 존중한다는 사실을 확인하지 못하면 스스로도 자신을 용납하지 못한다.

● 더욱 안타까운 것은 높은 지위를 얻기가 어려우며, 그것을 평생에 걸쳐 유지하는 것은 더욱 어렵다는 점이다. 어디서 어떤 피를 가지고 태어나느냐에 따라 지위가 날 때부터 고정되는 사회가 아니라면, 지위는 우리의 성취에 달려 있다. 우리는 어리석거나 자기 자신을 잘 몰라 실패할 수도 있고, 거시 경제나 다른 사람들의 적의 때문에 실패할 수도 있다.

● 실패에서 굴욕감이 생긴다. 이것은 우리가 세상에 우리의 가치를

납득시키지 못했고, 따라서 성공한 사람들을 씁쓸하게 바라보며 우리 자신을 부끄러워할 처지에 놓였다는 괴로운 인식에서 나온다.

(불안, 알랭 드 보통, 정영목 옮김, 이레, 8-9쪽)

나는 사랑받고 싶은 마음이 강했기에, 그만큼 쉽게 무너졌다. 나를 있는 그대로 받아들여줄 사람은 없을 거라고 믿었다. 그래서 먼저 고립되었다. 남들이 나를 거절하기 전에, 내가 먼저 세상과 등을 돌린 것이다.

이후 돌이켜보니, 실제로 날 싫어한 사람은 거의 없었다. 오히려 내가 내 마음을 닫아버리고, 다가오는 손길을 밀어낸 것이었다. 진짜 문제는 내 안에 있었다. 사람들은 여전히 내게 관심이 있었지만, 나는 그들의 시선을 견디지 못하고 숨어버렸다.

고립은 외부에서 나를 버리는 게 아니라, 내가 세상과 단절하는 것이다. 정신병을 방치하면, 내면의 목소리는 점점 커지고, 결국 외부 세계와의 연결을 끊어버린다. 고립은 그렇게 시작된다. 한 사람의 손을 잡는 것, 내 마음을 조금만 열어보는 것, 그 작고 조심스러운 용기가 고립을 막는 첫 걸음이었다.

내가 사회적으로 고립된 건 단지 병 때문만은 아니었다. 그 이면에는 늘 나 자신을 남들과 비교하고, 그 비교에서 초라해진 내 모습에 실망했던 날들이 숨어 있었다. 취업, 외모, 집안, 성격 등 어떤 비교에서도 나는 나를 사랑해줄 이유를 찾을 수 없었다. 누군가가 다정하게 말을 건네도, "저 사람은 내가 이렇다는 걸 알면 떠날 거야"라는 생각이 먼저 들었다.

우리가 사회적 위치에 대해 불안해하는 건, 그것이 우리가 얼마나 많은 사랑을 받을 수 있는지를 결정하기 때문이다. 높은 지위에 오르고 싶어 하는 마음은 결국 사랑받고 싶다는 욕망의 또 다른 이름이다.

내가 끊임없이 성공을 갈망했던 것도, 타인보다 잘나 보이고 싶었던 것도, 결국 사랑받고 싶은 마음 때문이었다. 하지만 그 사랑이 내 본모습을 숨기고 타인의 기대에 맞춰야만 얻을 수 있는 것이라면, 나는 점점 더 외롭고 고립될 수밖에 없었다. 사랑받기 위해 내 진짜 모습을 억누르고 무리수를 두는 삶은, 오히려 고립을 부추기는 악순환이었다.

비교는 자기혐오를 낳는다. 그리고 자기혐오는 관계를 피하게 만든다. 사람들의 시선을 피해 SNS 계정을 지우고, 약속을 피하고, 아는 사람을 마주칠까 봐 골목을 돌아가는 날이 많아졌다. 내가 고립을 선택한 것이 아니라, 고립을 피할 수 없는 감정 구조 속에 밀려 들어간 것이었다.

"우리의 '에고'나 자아상은 바람이 새는 풍선과 같아, 늘 외부의 사랑이라는 헬륨을 집어넣어 주어야 하고, 무시라는 아주 작은 바늘에 취약하기 짝이 없다. 남의 관심 때문에 기운이 나고 무시 때문에 상처를 받는 자신을 보면, 이런 터무니없는 일이 어디 있나 싶어 정신이 번쩍 들기도 한다. 동료 한 사람이 인사를 건성으로 하기만 해도, 연락을 했는데 아무런 답이 없기만 해도 우리 기분은 시커멓게 멍들어버린다. 누가 우리 이름을 기억해주고 과일 바구니라도 보내주면 갑자기 인생이란 살 가치가 있는 것이라고 환희에 젖는다."
(불안, 알랭 드 보통, 정영목 옮김, 이레, 22쪽)

사랑을 얻지 못할까 봐, 나 자신을 믿지 못했던 나는 어느새 그 헬륨을 빼앗길까 봐 혼자 있는 걸 선택해버렸다.

그러나 이 고립은 결코 자연스러운 결과가 아니었다. 사회가 말하는 성공의 기준, 외모와 지위와 명성으로 점수를 매기는 시선들이 만들어낸 '사랑받을 자격'이라는 허상 속에서 나는 길을 잃었던 것이다. 이 기준을 거부할 수 없었던 내가, 내 본모습 그대로는 사랑받을 수 없다고 믿은 내가, 점점 더 사람을 피하고 스스로를 감췄던 것이다.

고립은 병의 증상이자, 사랑받지 못할 거라는 믿음이 만들어낸 자기 방어였다. 그리고 그 믿음의 뿌리는, 비교라는 잣대에 있었다.

고립의 시간은 길고 어두웠다. 하지만 그 어둠 속에도 작은 빛은 있었다. 완전히 혼자가 아니었다. 나를 끝까지 이해하려고 했던 단 한 사람이 있었다. 친구였고, 어머니였고, 때로는 책 속의 작가였다.

정신병에 걸린 나를 이해하기란 쉬운 일이 아니다. 말투가 바뀌고, 감정이 휘청이고, 일상의 리듬이 무너진다. 작은 자극에도 과민해지고, 갑작스레 침묵하거나 화를 내기도 한다. 어떤 이들은 등을 돌렸다. 하지만 소수의 사람은 끝까지 남았다. 나의 고통을 직접 이해할 수 없더라도, 이해하려는 태도만으로도 깊은 위로가 되었다.

고립이 반드시 모든 관계의 단절은 아니다. 진짜 사랑은 무리한 사회적 이미지 구축이 아니라, 있는 그대로의 나를 받아주는 관계에서 시작된다. 나를 미워했던 내가, 나를 부끄러워했던 내가, 누군가의 눈빛 속에서 비로소 나를 받아들일 수 있게 되었다.

결국 나를 구한 것은 완벽한 조언도, 경제적 지원도 아니었다.

말없이 옆에 있어준 한 사람. 질문하지 않고, 판단하지 않고, 그냥 함께 있어준 그 사람. 그 존재만으로 나는 다시 사회 속으로 걸어 나올 용기를 얻었다. 그리고 깨달았다. 관계란 숫자가 아니라 진심이라는 것을. 사랑이란 성과가 아니라 이해라는 것을.

정신병은 나를 사회 밖으로 밀어내려 했지만, 나를 있는 그대로 받아준 한 사람은 나를 다시 사회로 불러냈다. 그리고 나는 다짐했다. 언젠가 나도 누군가에게 그런 사람이 되겠다고. 그 고립의 끝에서 피어난 약속은, 내 삶의 중요한 방향이 되었다.

3. 정신병을 방치하면 현실성이 없는 망상이다

나는 한때 세상과의 모든 연결을 끊고 지낸 적이 있었다. 정신병이 찾아오고 나서부터, 나는 점점 사람들과의 관계를 단절하기 시작했다. 처음에는 단순히 피곤하고 불안해서 누군가를 만나고 싶지 않다는 이유였다. 하지만 시간이 지나면서 그 '회피'는 '고립'이 되었고, 나는 나도 모르는 사이에 혼자가 되는 법에 익숙해졌다. 혼자가 되자, 나의 내면 세계가 점점 커졌고, 오로지 나의 생각만이 진실이라고 믿는 왜곡된 확신이 자라났다. 현실과의 접점은 점점 줄어들었고, 내 머릿속에 떠오른 생각이 곧 진실이라고 받아들이기 시작했다.

　대화가 사라지자 생각은 통제되지 않기 시작했다. 대화란 나의 생각을 조정하고 조율할 수 있도록 돕는 가장 기본적인 사회적 도구인데, 나는 그것을 너무 오래 놓고 지냈다. 누군가의 반박도, 지적도, 격려도 없이 살아가면서 내 머릿속은 외부와 단절된 자가발전 회로처럼 돌아갔다. 내가 옳고, 내가 느끼는 것이 전부였다. 이렇게 단절된 사고는 끝내 현실을 왜곡하게 만들었다. 음악을 들으면 음악이 내게 말을 거는 것 같았고, TV 속 대사는 내 이야기를 하고 있는 것 같았다. 그것이 반복되자 결국 행동으로 옮기게 되었다.

　나는 YG엔터테인먼트 본사에 찾아가 식판을 들고 밥을 달라고 했고, 무한도전에서 봤던 장면을 현실에서 따라 하기도 했다. 지금 돌아보면 믿기 어려운, 너무나 비현실적인 행동들이었다. 하지만 당시의 나는 너무나도 확신에 차 있었다. 아무도 나를 말리지 않았기 때문이다. 아니, 나를 말려줄 사람조차 곁에 없었다. 정신병을 방치한다는 것은 단순히 병을 치료하지 않는다는 의미가 아니다. 그것은 나를 조정해 줄 타인의 언어를 잃고, 결국 혼자만의 세계에 갇히는 가장 위험한 길이었다. 그 세계는 점차 현실과의 접점을 흐리게 만들었고, 그 흐림은 언젠가 진실과 망상을 구분하지 못하게 만든다.

고립은 단지 외로움이나 침묵으로만 끝나지 않았다. 오히려 오랜 시간 동안 말을 하지 않다가, 누군가 내 이야기를 들어줄 것 같은 순간이 오면 나는 그간 쌓아둔 생각과 감정을 감당할 수 없을 만큼 쏟아냈다. 한두 마디가 아니라 수십 마디, 수백 마디로 이어지는 감정의 폭풍이었다. 처음에는 상대방도 경청하는 듯했지만, 시간이 갈수록 표정이 굳어지고 대화의 균형이 무너졌다. 나는 상대가 지쳤다는 걸 느끼면서도 멈출 수 없었다. 너무 오래 참았기 때문이다.

누군가는 나를 "말이 너무 많은 사람"으로 기억할 수도 있다. 하지만 그것은 진짜 '소통'이 아닌, '외침'이었다. 상대방의 반응을 고려하지 않은 채 일방적으로 내 생각만 퍼 부은 결과, 사람들은 나를 피했고, 나는 더 깊은 고립 속으로 들어갔다.

나는 말하고 싶었지만, 병은 내 표현을 방해했고, 그 표현은 왜곡된 방식으로 흘러나와 상대를 고립시켰다. 그 왜곡은 때때로 망상처럼 들릴 수 있었다.

그렇기 때문에 우리는 말의 방식도 배워야 한다. 정신병을 방치하면, 우리가 하는 말은 점점 일방적이고, 과도하고, 때로는 피해망상적인 이야기로 흘러간다. 아무도 내 이야기를 들어주지 않는 것 같다는 생각은, 실제로 내가 타인을 배려하지 않은 방식으로 말하고 있다는 신호일 수도 있다. 대화는 쌍방이 참여해야 하는데, 나는 오직 나만 말했다. 이 구조적 고립이 결국 나를 더 깊은 외로움으로 끌고 갔다. 고립은 단순히 사람이 없는 것이 아니라, '관계의 방식'이 사라졌다는 신호였다. 그 신호는 고요한 침묵 속에 숨어 있지만, 가장 큰 위험의 징후이기도 하다.

정신병이 깊어지면 망상이 그 자리를 채운다. 현실과 나 사이의 틈을 망상이 메우게 된다. 처음에는 단지 기분의 문제라고 생각했다. 사람들이 나를 싫어하는 것 같았고, 내 외모가 나를 고립시키는 원인이라고 생각했다. 하지만 그건 진짜 이유가 아니었다. 누구도 내게 그런 말을 하지 않았고, 그저 내가 그렇게 믿었을 뿐이다. 그 믿음은 점점 확신이 되었고, 나는 나만의 신호를 해석하며 점점 더 현실에서 멀어졌다. 그렇게 해서 결국은 행동으로 나타난다. 나는 현실과 나의 머릿속 사이에 선을 그을 수 없었고, 그 선이 지워졌을 때, 나는 무너졌다. 그리고 아무도 그 선을 다시 그어주지 못했다.

나는 내 생각이 잘못되었음을 몰랐고, 누군가 나에게 그걸 말해주지도 않았다. 결국 나의 현실감각은 완전히 흐려졌고, 내가 하고 있는 행동이 비현실적이라는 걸 오랫동안 자각하지 못했다. 고립 속에서 내 머릿속의 '나'는 무한히 확장되었고, 망상은 진실처럼 나를 지배했다. 어느새 나는 스스로 만든 세계에 갇혀 현실과 점점 멀어져 있었다.

　하지만 다행히도 회복은 가능했다. 그것은 '진실한 대화'에서 시작되었다. 내가 다시 사람들과 이야기하기 시작했을 때, 그때서야 비로소 내 사고의 왜곡을 인식할 수 있었다. 내가 너무 많이 말했음을 알게 되었고, 누군가의 의견을 듣는 연습을 다시 시작했다. 내 말이 진실이 아닐 수도 있다는 사실을 받아들이는 데는 시간이 걸렸지만, 그것이 나를 다시 현실로 이끌었다. 대화는 내 세계를 조정해주는 거울이었다. 그 거울에 비춘 나의 모습은 그동안의 고립 속에서 왜곡되어 있었다.

　진실한 대화는 나의 감정과 사고를 검증할 수 있는 유일한 창이었다. 정신병을 방치하면 현실과의 교차점이 사라지지만, 그걸 인식하고 다시 타인과 연결되면 현실성은 서서히 회복된다.

　고립의 망상 속에 있는 누군가가 진실의 언어를 되찾고, 다시 세상과 이어지기를.

　그것이 내가 이 이야기를 쓰는 이유다.

4. 정신병을 방치하면 사회성이 없어진다

정신병을 방치하자 사회성이 급격히 무너졌다. 나는 평소에도 사회성이 부족하다는 말을 자주 들었다. 사람들과의 관계에서 늘 갈등이 일어나곤 했다. 나의 직설적인 말투와 지나친 솔직함이 문제였다. 내 기준에서 상대방에게 잘못된 행동을 지적하면, 상대는 방어적으로 나오거나 나를 피했다. 나는 솔직한 것이 미덕이라고 생각했지만, 현실은 그렇지 않았다. 사람들은 내가 보는 앞에서는 좋은 말만 하고 뒤에서는 비난을 하곤 했다. 이런 이중적인 태도가 불편하고 나쁘다고 생각했다. 하지만 사회에 나와 보니 이 같은 일은 비일비재했다.

시간, 장소, 상황에 맞는 행동을 해야 하는데, 나는 때와 장소를 가리지 않고 농담을 좋아해 분위기를 망친 적도 많았다. 이성 친구가 권투를 배우고 있다고 하길래 장난으로 팔을 쳐보라고 했더니, 상대는 기분 나쁘다는 반응을 보였다. 또 고백을 받았을 때는 눈치가 없다고 상대방은 화를 냈고, 자존심이 상한 나머지 "다른 사람 만나"라고 매몰차게 거절했다. 조금 더 부드럽게 말할 수 있었지만, 지나치게 거칠었다. 대화를 할 때 분위기가 악화될 수 있는 말을 신중하지 않게 내뱉기도 했다. 이런 나의 행동들은 상대방에게 불쾌감을 주었고 관계의 악화를 가져왔다.

사회생활을 하면서 가장 크게 느낀 것은 인간관계의 복잡성과 이중성이다. 믿었던 사람에게 배신을 당하는 것은 참으로 고통스러운 일이었다. 《데미안》의 말을 떠올렸다. "새는 알에서 나오기 위해 투쟁한다. 알은 세계이다. 태어나려는 자는 하나의 세계를 깨뜨려야 한다." 인간관계의 배신과 갈등은 내게 마치 알을 깨고 나오는 것처럼 큰 고통이었다. 하지만 그것을 겪으면서 성장할 수 있다는 사실을 깨달았다. 앞에서는 잘했다고 하고 뒤에서는 그렇게 말하면 안 된다고 나를 지적하는 사람도 있었다. 이런 이중적인 태도가 역겨웠다. 깊은 관계를 맺는 게 부질없다고 느꼈다. 그러나 시간이 지나면서 이것이 사회생활의 현실임을 받아들이게 되었다.

《데미안》에서는 끊임없이 의심하고 수없이 질문해야 한다고 말한다. 인간관계 역시 마찬가지였다. 사람과 사람 사이에서는 명확한 계약과 끊임없는 질문이 필요하다. 상대방의 의도를 정확히 파악하지 않으면 오해와 갈등이 생기기 쉽다. 나 역시 창업 경험을 통해 계약의 중요성을 배웠다. 신뢰를 바탕으로 계약서를 작성하지 않으면 갈등이 생길 수밖에 없었다. 신뢰는 말로만 얻을 수 있는 것이 아니라, 지속적인 의사소통과 확인을 통해서만 가능했다. 그 과정에서 타인을 더욱 깊이 이해하고 공감하는 능력도 길러졌다.

그러나 정신병을 겪으면서 나의 사회성은 더 빠르게 망가졌다.

나는 정신병이 있다는 사실을 숨기려고 했고, 사람들과의 관계를 피했다. 다른 사람들이 나를 싫어한다고 생각했고, 그래서 만남 자체를 꺼렸다. 고립된 상태에서는 대화와 소통의 기술이 더욱 떨어질 수밖에 없었다. 나는 사람들의 행동을 의심하게 되었고, 타인의 작은 행동에도 상처받았다. 오해가 쌓였고, 결국 더 깊은 고립과 사회성 상실로 이어졌다. 외모나 태도 등 별것 아닌 것에도 민감해졌고, 나 자신도 모르게 사람들을 멀리하게 되었다.

데일 카네기의 《인간관계론》에서는 "사람을 다루는 능력이 내 행복과 성공을 좌우한다"고 말한다. 존 D. 록펠러는 "사람을 다루는 능력은 설탕이나 커피처럼 사고파는 상품이며, 그 능력이라면 어떤 것보다도 더 많은 비용을 지불할 것이다"라고 말했다. 나 역시 건강하고 성공적인 삶을 살기 위해서는 인간관계 능력이 필수라는 것을 깨달았다. 인간관계의 중요성을 몰랐다면, 누가 기분이 나쁘든 신경 쓰지 않았을 것이다. 중요한 메일을 쓰고 있을 때 동료가 질문을 했고, 나도 모르게 성의 없게 답했다가 "너무 귀찮은 티 내는 거 아니에요?"라는 말을 들었다. 퇴근 후 동료에게 사과했고, 사람을 다루는 기술을 단련해야겠다고 결심했다. 이 일을 계기로 내가 사회성을 갖추기 위해 더욱 신경 써야 한다는 점을 깨달았다.

데일 카네기는 또한 "비판은 사람을 방어적으로 만들며 자신을 정당화하게 만든다"고 말한다. 맞는 말이어도 비판받으면 기분이 나빠서 일을 그르친다. 알베르 카뮈의 《이방인》에서 주인공 뫼르소는 햇빛 때문에 살인을 저질렀다고 말한다. 본질은 살인이었지만 재판에서 뫼르소의 인격과 어머니 장례식에서의 행동을 심판한다. 재판은 사람을 평가하고 행위를 규정하기도 했다. 2021년 구미 3세 아이 사망 사건도 마찬가지로 사건의 본질보다 복잡한 가정사가 주목받았다. 비판 자체는 옳더라도 얻는 것이 없고, 오히려 상황을 악화시킬 뿐이라는 사실을 깨달았다. 상대방을 이해하려는 노력이 비판보다 훨씬 효과적이라는 것도 배웠다.

결국 정신병을 방치하면서 나는 사회에서 완전히 고립됐다. 고등학교 3학년 때 점심시간 전 잠들었는데 아무도 나를 깨우지 않아 혼자 밥을 먹었다. 3년 내내 외로웠다. 함께 있던 친구들도 별로 기분이 좋아 보이지 않았다. 사람들과 소통하는 방법을 잊었고, 내 주장만을 고집했다. 내 의견만이 진실이라 믿고 상대방의 입장을 고려하지 않았다. 사람들은 그런 나를 점점 피했다. 관계를 유지하기 위한 노력 자체를 포기했고, 결국 외로움만이 내 곁에 남았다.

사회성을 회복하려면 상대방의 관점에서 생각하고, 내 의견을 강요하지 않는 태도가 필요했다. 하버드 대학 연구에서도 행복의 가장 큰 요인은 '관계'라고 한다. 관계에서 우리는 새로운 힘을 얻는다. 관계를 쌓고 회복하는 데 시간과 돈을 아끼지 말아야 한다. 나의 건강을 위해서라도 정신병은 반드시 관리해야 하며, 이를 통해서만 사회적인 건강과 인간관계의 행복을 되찾을 수 있다.

4장
정신병을 선물로 바꾸는 7가지 방법

1. 첫 번째: 일상 루틴을 만들어 지켜라
2. 두 번째: 몰입할 것을 찾아라
3. 세 번째: 매일 30분 산책을 하라
4. 네 번째: 매일 경험과 감정을 기록하라
5. 다섯 번째: 읽고 여행하라
6. 여섯 번째: 도전하고 실패하고 성공하라
7. 일곱 번째: 진심으로 감사하라

1. 첫 번째: 일상 루틴을 만들어 지켜라

정신질환에서 가장 무서운 것은 처음 아플 때가 아니다. 진짜 공포는 재발이다. 정신이 망가졌던 순간의 기억은 무의식에 깊숙이 각인된다. 정상적인 일상으로 돌아간 듯해도, 불현듯 다시 정신이 붕괴될 그날이 올까 두렵다. 특히 조현병의 예후를 설명하는 '1/3 법칙'은 그런 두려움을 과학적으로 뒷받침한다. 환자의 1/3은 약 없이도 완전히 회복되고, 다른 1/3은 지속적인 약물 치료가 필요하며, 마지막 1/3은 약을 먹어도 제대로 효과를 보지 못한다. 내가 치료받은 서울대학교 병원의 권준수 교수님은 단호하게 말했다. "약을 끊으면 반드시 재발합니다. 절대로 중단해서는 안 돼요." 하지만 나는 권 교수님의 말을 따르지 않았다. 약을 끊어버렸다. 약의 부작용이 두려웠기 때문이다. 정신이 계속해서 몽롱해지고 체중이 급격히 늘었으며, 하루 종일 멍한 상태로 살아가는 것이 더 이상 견디기 어려웠다. 그렇게 나는 스스로의 판단을 믿고 내 삶의 리듬과 방식을 다시 설계하기로 결심했다.

약을 끊는다는 것은 의학적으로 보면 무모한 선택일 수 있다. 나는 다행히도 재발하지 않았지만, 같은 결정을 내렸던 다른 환우 중 일부는 병이 더욱 깊어지기도 했다. 중요한 것은 약을 끊고 나서 내가 반드시 새롭게 구축해야 했던 것, 그것이 바로 '루틴'이었다는 점이다. 정신과 약물은 정신을 지켜주는 안전핀과 같다. 그것을 제거하는 순간 삶의 균형이 흔들리고 자칫 다시 망상의 세계로 추락할 수도 있다. 그렇기에 나는 무너지지 않기 위해 매일의 규칙을 만들고 철저히 지키는 데 몰두했다. 그 출발점은 평범한 학교 생활이었다. 오전 수업이 있는 날이면 무조건 정해진 시간에 일어났고, 식사 시간과 운동하는 시간도 일정하게 정해두었다. 오늘 내가 무엇을 해야 하는지 명확하게 알고 있다는 그 단순한 안정감이 나를 붙잡아 주었고 망상이 끼어들 틈을 주지 않았다.

당시에는 전혀 자각하지 못했다. 내가 정신병을 이겨내기 위한 목적으로 루틴을 만든다는 사실을. 그러나 나보다 훨씬 심각한 상태를 겪고 있는 친구를 통해 루틴이 가진 진정한 힘을 뒤늦게 깨달았다. 그 친구는 나와 같은 병을 앓았지만, 학교나 직장 등 소속된 집단이 전혀 없이 하루의 대부분을 방 안에서 보내고 있었다. 그의 모습은 바로 과거의 나였다. 그는 현실과 망상의 경계가 점점 더 흐려졌고, 혼잣말을 중얼거리는 횟수가 늘어났으며, 논리적으로 연결되지 않는 이야기를 반복했다. 나는 그런 그에게 집중할 수 있는 단순하고 규칙적인 아르바이트나 공부를 권했다. 이후 그는 카페 아르바이트를 시작했고, 그 시간이 유일하게 망상과 불안에서 벗어날 수 있는 시간이라고 했다. "일하는 동안은 이상한 생각이 떠오르지 않아,"라고 말하던 그의 목소리가 아직도 선명히 기억난다.

나 역시 대학 졸업 후 취업 준비를 하면서 루틴의 중요성을 다시금 체감했다. 시간이 많으면 오히려 무기력에 빠지기 쉽다. 그래서 아침에는 기업의 면접을 보러 다니고, 새벽에는 헬스장에서 일하는 야간 아르바이트를 시작했다. 부모님은 건강을 염려하며 걱정했지만, 오히려 내 생활은 더 안정적이고 건강해졌다. 시간이 부족한 삶이었지만, 낙오되지 않기 위해 정신을 바짝 차리고 최선을 다했다. 새벽에 퇴근한 뒤, 면접이 없는 날에는 서둘러 잠을 잤고, 면접이 있는 날에는 쉴 틈 없이 움직였다. 여유 없이 바쁘게 지내는 삶은 정신을 건강하게 유지하는 최적의 루틴 그 자체였다.

"아주 간단히 말하자면 벽에 못을 정확히 박을 때나 무거운 화분을 조심스레 옮길 때는 우울함이 힘을 발휘할 수 없는 이치입니다. 여러 신체 기관이 협동해 할 수 있는 많은 일을 일과 사이사이에 끼워 넣어봅시다. 거창한 것이 아니어도 좋습니다. 방 정리, 대청소, 설거지, 짐 옮기기, 침구 정리, 양말 짝 찾기, 빨래 각 잡고 개기 등의 가사노동에서부터 시작해보세요. 행위 하나하나에 집중하면서 해보세요. 정확성과 반복성, 그리고 시간을 보내는 법을 우리에게 가르쳐줄 것입니다.

꼭 이런 방법이 아니더라도 당신만의 방법을 찾아보십시오. 상태가 호전될수록 운동이나 취미 가지기 등으로 확장할 수 있습니다.

감정에 질식할 것만 같다고 느낄 때는 미리 정한 특정 행동을 당장 시작합니다. 연속되는 우울의 줄기를 찰나에 인지하고 행동으로써 끊어내는 이 방법은 정말 실천하기 어려울 수도 있겠지만, 숙련된다면 매우 강력한 당신만의 저항법이 될 것입니다."

                (정신병의 나라에서 왔습니다, 리단 저, 하주원 감수, 반비, 69쪽)

  "우울은 움직이지 않을 때 힘을 발휘한다." 이 말은 정확히 내 삶을 관통하는 문장이었다. 몸을 움직이고 집중할 일을 만든다는 것은 단순히 바쁘게 지내라는 의미가 아니다. 그것은 우울과 망상이 들어올 틈을 주지 않는 적극적인 자기 방어 전략이다. 정신은 빈 공간을 두려워한다. 루틴은 그런 빈 공간을 지속적으로 채워주는 강력한 도구다.

  이 책은 또 말한다. "벽에 못을 정확히 박거나 무거운 화분을 조심스럽게 옮길 때 우울함은 힘을 잃는다. 여러 신체 기관이 협력해 수행할 수 있는 다양한 일을 하루 일과 중에 조금씩 넣어보라. 거창한 일이 아니어도 좋다. 방 정리, 대청소, 설거지, 침구 정리, 빨래하기 같은 사소한 일에서부터 시작하라. 행위 하나하나에 집중하면 정확성과 반복성, 그리고 시간을 보내는 법을 몸이 기억하게 될 것이다." 나는 이 말을 읽으며 루틴의 본질을 다시 생각했다. 결국 루틴은 특별하거나 거창한 것이 아니라, 아주 작고 사소한 일들을 성실하게 반복하는 습관이었음을 깨달았다.

허니버터아몬드로 유명한 HBAF의 윤문현 대표도 루틴의 힘으로 심각한 불면증을 극복했다는 이야기가 있다. 그는 아버지 사업 실패로 28살에 100억 원의 빚을 떠안고 수년간 불면증으로 괴로워했다. 그를 다시 일으켜 세운 것은 새벽 운동과 일정한 취침 시간이었다. 그는 지금도 이 루틴을 깨면 다시 불면증이 찾아올까 두려워하며 철저히 습관을 유지한다고 했다. 루틴은 그만큼 정신 건강을 지키는 강력한 방패이자 심리적 백신이다.

나는 정신질환이 약물만으로 완전히 치료될 수 있다고 믿지 않는다. 물론 심한 환자에게 약물 치료는 필수적이고 생명을 지키는 역할을 한다. 그러나 약물만으로는 결코 온전한 삶을 유지할 수 없다. 진정한 회복의 핵심은 '병식', 즉 스스로 아프다는 사실을 정확히 인식하고 자신의 삶을 주도적으로 관리하는 능력이다. 나에게 병식이 생겼을 때 비로소 약 대신 루틴을 선택할 수 있었고, 루틴은 회복을 단지 '의지'의 문제가 아니라 일상의 '시스템'으로 만들어 주었다.

지금도 나는 결코 여유를 두지 않는다. 루틴을 흔드는 일이 생기면 즉시 조율한다. 나에게 여유는 곧 위험이다. 일찍 일어나고, 일하고, 운동하고, 일찍 잠드는 이 단순한 구조는 나를 보호하는 가장 튼튼한 울타리다. 설령 다시 정신병이라는 거대한 태풍이 몰아쳐도, 나는 결코 무너지지 않을 것이다. 이 루틴이라는 강력한 벽이 있기 때문이다. 이 벽은 약보다도 훨씬 강력했다. 이 벽이 나를 지금까지 온전히 살게 했다. 앞으로도 이 벽이 있는 한 나는 언제든 삶을 회복하고 지켜낼 수 있을 것이다.

2. 두 번째: 몰입할 것을 찾아라

거듭된 수험생활은 내 마음을 점점 지치게 만들었다. 정신과 약을 복용한 뒤로는 몸이 축 늘어졌고, 대인관계도 단절되었다. 아무리 쉬어도 피로는 사라지지 않았고, 나를 향한 부정적인 생각은 끊임없이 반복되었다. 자살을 생각한 적은 없지만, 내가 싫었고 나를 바꾸고 싶다는 생각만은 확고했다. 나는 그 이유를 외모에서 찾았다. 외모만 달라지면 삶이 바뀔 것이라고 믿었다. 그래서 살을 뺐다. 그런데도 바뀌는 건 없었다. 달라진 건 몸무게뿐이었고, 마음은 여전히 어두운 터널 속에 머물러 있었다. 그제야 깨달았다. 문제는 겉모습이 아니라 내면에 있었고, 나는 그것을 직면해야만 했다.

무기력한 일상 속에서 나는 오래전 버킷리스트를 꺼내들었다. 그 안에는 서예, 태권도, 여행 등 하고 싶은 것들이 가득했다. 하지만 그 모든 걸 시도할 기력조차 없었다. 그러던 중 문득 브레이킹(비보잉)에 도전해보고 싶다는 생각이 들었다. 어릴 적부터 춤에 대한 동경은 있었지만, 제대로 시도해본 적은 없었다. 그 순간, 나는 마음먹었다. 춤을 추기 위해 다시 체중을 감량하겠다고. 결국 30kg을 감량했다. 다이어트를 위한 근력 운동과 식단 조절은 내가 나를 통제할 수 있다는 자신감을 주었다. 예전에는 상상도 못 했던 말이었다. 체력이 좋아지니, 어떤 일이든 해낼 수 있다는 근거 없는 자신감도 생겼다. 하지만 그것은 단지 착각이 아니었다. 몸을 움직이기 시작하자 내 생각이 바뀌기 시작했다. 몸이 먼저 회복되니, 마음도 그 뒤를 따라 움직였다.

브레이킹은 나에게 단순한 취미가 아니었다. 음악에 맞춰 몸을 움직이며, 과거의 뚱뚱했던 내가 결코 해낼 수 없다고 생각했던 동작 하나하나를 익혀갔다. 특히 몸을 통째로 회전시키는 파워 무브를 익히는 데 1년이라는 시간이 걸렸다. 어떤 사람들은 3개월 만에 해내기도 했다. 하지만 나는 내 체격 때문에 오랜 시간이 필요했다. 중요한 건 기술의 완성보다도, 그 오랜 시간 동안 몰입할 수 있었다는 사실이었다. 그 시간 동안 나는 과거의 실수도, 미래에 대한 불안도 보이지 않았다. 오로지 '지금 여기'에 존재할 수 있었다. 하루에도 수십 번씩 바닥을 구르고, 땀을 흘리고, 다시 일어났다. 내가 얼마나 불안하고 약한 존재였는지, 그 시간에는 잊을 수 있었다. 공부에 지쳐버린 나에게 브레이킹은 '또 다른 배움'이었다. 내 몸을 이해하고, 인내를 배우는 시간이었다.

몸을 움직이며 정신을 회복하는 과정은 단지 체중 감량이나 취미생활 그 이상이었다. 그것은 나 스스로의 선택으로 내 인생의 방향을 결정하고 있다는 자기 주도성의 회복이었다. 스무 살 무렵 시작한 근력 운동은 지금까지도 내 삶의 중심에 있다. 루틴 속에 스며든 이 신체 활동은 단순히 몸을 단련시키는 것을 넘어, 무너졌던 내 정신을 다시 일으켜 세우는 기둥이 되었다.

몸을 사용하는 몰입은 뇌에 긍정적인 자극을 준다. 생각은 멈추지 않지만, 움직임은 그 생각에 쉼표를 찍어준다. 브레이킹은 나를 위한 쉼표였고, 동시에 새로운 문장을 시작하는 출발점이었다. 몰입은 나를 다시 살게 했다. 그 몰입이 바로, 정신병을 선물로 바꾸는 열쇠였다.

단지 춤이 좋아서 시작했지만, 결국 나는 몰입이 필요한 사람이었고, 브레이킹은 그것을 충족시켜주었다. 그러나 1년이 지나고 다시 현실로 돌아와야 했다. 수학을 좋아했지만 잘하지 못했고, 삼수에도 불구하고 원하는 대학에 가지 못했다는 미련이 남았다. 이 미련을 털어내기 위해, 그리고 나를 증명하고 싶어서 공대 편입을 결심했다. 춤을 직업으로 삼는 길도 고민했지만, 공부할 수 있는 이 시기를 그냥 흘려보내고 싶지 않았다. 그렇게 나는 새로운 목표를 향해 몰입하기로 했다.

2019년 5월, 편입 시험까지는 약 6개월 남은 시점이었다. 이 시험은 단지 대학 간판을 바꾸는 수단이 아니었다. 오히려 나에게는 학벌에 대한 미련을 떨쳐내고, 스스로와의 싸움을 끝맺는 기회였다. 매일 버스를 타고 도서관에 가서 아침부터 밤까지 공부했다. 그동안 누구와도 말을 섞지 않았다. 오직 수학 문제와 나만 존재했다. 도서관 유리창 너머로 나무가 보이는 자리를 좋아했다. 어느 날 비 오는 날씨에 그 자리에 앉아 "지금 정말 힘든데, 좋다"는 생각이 문득 들었다. 그때의 느낌은 지금도 생생하다. 결과와 상관없이, 나는 최선을 다했고, 그 기억은 지금까지도 나를 떠받쳐주는 힘이 된다.

근력 운동과 브레이킹을 통해 무너진 몸을 회복했다면, 편입 시험을 준비하며 나는 정신 그 자체를 단련했다. 하루하루가 힘들고 외로웠지만, 그만큼 몰입은 깊었다. 브레이킹 이후 처음으로 느낀 '정신적 몰입'이었다. 그 몰입은 내 안의 망상과 불안을 잠재우고, 오로지 목표 하나에 집중할 수 있도록 도와주었다. 끝내 원하는 학교에 편입한 것도 중요했지만, 진짜 성과는 몰입을 통해 '나는 여기까지구나'라고 스스로를 인정할 수 있게 되었다는 점이었다.

레슬링 선수 김인섭은 시드니 올림픽에서 은메달을 딴 뒤 울면서 이렇게 말했다. "하늘이 저를 은메달밖에 안 만들어주는 것 같아요." 그 말이 어떤 마음인지 이제는 알 것 같다. 결과가 아닌, 그 과정에서 나의 모든 것을 쏟아부었기에 가능한 감정이다. 편입 시험도 나에게 그런 의미였다. 그 치열한 몰입의 시간 덕분에 나는 내 자신을 있는 그대로 받아들일 수 있었다.

이후의 삶에서 나는 몰입이야말로 정신병을 극복하는 핵심이라는 것을 배웠다. 정신이 흔들릴 때마다, 나는 또 다른 몰입거리를 찾았다. 그것이 공부든 운동이든 음악이든 상관없었다. 몰입은 삶을 견디는 근육이었다. 정신병이 나를 무너뜨릴 때마다, 몰입은 나를 다시 일으켜 세웠다. 몰입은 약보다 강했다. 몰입은 내가 만든 회복의 엔진이었다.

3. 세 번째: 매일 30분 산책을 하라

정신병을 극복하기 위해 내가 제안하는 세 번째 방법은 간단하다. 매일 30분 걷는 것이다. 이 단순한 행위가 지닌 힘은 상상을 초월한다. 나는 산책을 하면서 햇빛을 보라고 말하고 싶다. 정신이 맑아지는 경험을 매번 했다. 정신병을 겪으며 하루 종일 어두운 방에 틀어박혀 지낸 적도 있다. 햇빛 없는 방 안에서 시간 감각은 무너졌고, 낮과 밤이 뒤섞였다. 현실감도 사라졌다. 그러다 우연히 밖에 나가 걷게 되었을 때, 머릿속이 환해지는 기분을 느꼈다. 그리고 직관적으로 깨달았다. 햇빛을 보는 것, 그 자체가 치료라는 것을.

생체 리듬은 햇빛에 반응한다. 2017년 노벨 생리의학상은 초파리의 생체시계 유전자를 연구한 세 명의 과학자에게 수여되었다. 이들은 생명체가 스스로 하루의 리듬을 조절한다는 것을 과학적으로 증명했다. 우리 몸은 낮이 되면 깨어 있고, 밤이 되면 쉬는 방향으로 맞춰져 있다. 그런데 햇빛을 받지 못하면 생체시계가 고장난다. 잠이 안 오고, 밥맛이 없고, 기분도 가라앉는다. 산책은 햇빛을 받는 가장 손쉬운 방법이다. 단순히 움직이는 것이 아니라, 몸을 햇빛에 노출시키는 것이다.

나는 정신병을 앓고 있을 때 이 원리를 몰랐다. 하지만 지금은 안다. 아침에 일어나서 해가 있는 시간에 밖으로 나가 걷는 것. 그것만으로도 하루가 다르게 느껴진다. 특별히 운동화가 필요하지 않다. 가까운 공원, 집 앞 도로, 심지어 편의점에 가는 길이어도 괜찮다. 중요한 것은 몸을 일으켜 햇빛 아래로 나서는 것이다. 처음엔 5분도 힘들다. 그러나 익숙해지면 10분, 15분, 어느 순간 30분은 훌쩍 지나간다. 그렇게 하루의 호흡이 살아난다.

운동을 지속적으로 하면 근육이 크고 강해지며 심폐, 간, 췌장, 부신피질 기능이 좋아지고 지방조직의 활성도가 높아진다. 당연히 전체 과정을 조율하는 뇌의 기능도 좋아지는 것이다. 근육의 부피가 커지면 단지 힘만 세지는 것이 아니라 근육에서 수많은 종류의 호르몬이 분비되어 몸 전체의 장기에 좋은 영향을 준다는 것이다. 근육에서 나오는 근육 호르몬을 마이오카인(myokine)이라고 통칭하는데 뼈와 위장관, 부신피질, 간, 췌장, 신장, 지방조직, 혈관, 뇌에 이르기까지 우리 몸의 모든 조직에 좋은 영향을 준다는 것이다. 심지어 백혈구 같은 면역세포도 활성화한다.

한 마디로 운동이란,
- 당장은 근육이 꾸준히 움직이면서 각종 장기의 활성도를 높이고,
- 운동 후 휴식을 취하면서 근육과 각종 장기가 더 건강해지며,
- 꾸준히 운동을 하면 근육이 커지게 되어, 근육에서 좋은 근육호르

몬이 나와 각종 장기에 더욱더 좋은 영향을 미치는 것이다.

근육이 운동의 주인공이다.
(백년운동, 정성근, 언탱글링(Untangling), 38쪽)

서울대병원 정형외과 정성근 교수는 『백년운동』에서 말한다. 운동은 몸뿐만 아니라 뇌에도 좋은 영향을 준다고. 나는 이 말에 전적으로 공감한다. 산책을 하는 것만으로도 복잡한 생각이 정리되고, 기분이 좋아진다. 아이디어가 떠오르기도 한다. 어떤 날은 문제의 해답을 걷는 도중에 얻기도 했다. 산책은 단순한 이동이 아니라 정신을 위한 정화 작업이었다.

정신병은 우리를 방 안에 가둔다. 그러나 우리는 스스로 문을 열고 밖으로 나갈 수 있다. 매일 30분, 그 문을 여는 연습을 해보자. 햇빛을 얼굴에 쬐고, 나무를 바라보고, 공기를 들이마시자. 그러다 보면 우리는 조금씩, 천천히 나아가게 된다. 회복은 거창한 변화가 아니라, 매일의 작은 걸음에서 시작된다.

햇빛은 단순한 자연의 산물이 아니다. 정신과 육체의 리듬을 회복시키는 가장 순수한 치료제다. 정신병을 앓던 시절, 나는 하루 종일 방 안에 틀어박혀 있었다. 하는 일도 없고 갈 곳도 없었다. 자연스럽게 밤에 깨어 있고 낮에 잤다. 수면 시간은 불규칙했고, 생활은 점점 더 흐트러졌다. 이러면 안 되는데 하면서도 무기력하게 하루를 흘려보냈다. 햇빛을 의무적으로 쐬어야 한다는 생각조차 하지 못했다. 그저 시간은 무의미하게 지나갔다.

우리가 느끼는 피로, 우울, 수면장애의 배경에는 '생체 시계'가 있다. 우리 몸 안에는 외부 자극과 상관없이 스스로 주기를 만드는 시계가 존재한다. 이 생체 시계는 수면과 각성, 식욕, 체온, 호르몬 분비 등 인간의 거의 모든 활동을 조절한다.

2017년 노벨 생리의학상을 수상한 제프리 C. 홀, 마이클 로스배시, 마이클 W. 영은 바로 이 생체 시계의 메커니즘을 밝힌 공로를 인정받았다. 이들은 생명체의 유전자 안에 '서캐디언 리듬(Circadian rhythm)'을 조절하는 유전자가 존재하며, 그 주기가 태양의 24시간 주기와 맞물려 있다는 사실을 밝혀냈다.

우리의 몸은 매일 다음과 같은 리듬을 따른다:
- 오전 6~9시: 혈압이 가장 빠르게 상승하며 몸이 깨어난다.
- 오전 9시~낮 12시: 햇빛을 통해 세로토닌이 분비되고, 밤의 멜라토닌 축적이 시작된다.
- 오후 6시: 하루 중 가장 높은 체온이 유지된다.

- 오후 9시~자정: 멜라토닌 분비가 본격적으로 시작된다.
- 자정~오전 5시: 멜라토닌 분비가 최고조에 이르며 깊은 수면을 유도한다.

즉, 생체 시계는 태양의 주기를 기준으로 작동하고, 우리가 햇빛을 제대로 받지 않으면 그 리듬은 쉽게 흐트러진다. 아침 햇빛은 단순히 눈을 뜨게 하는 것이 아니라, 뇌에게 지금이 '활동의 시간'임을 알려준다. 햇빛은 몸에 시간을 알려주는 가장 강력한 신호다.

나는 휴학하고 아무런 일정이 없던 시절, 우울감과 불면에 시달렸다. 약을 먹고 나아지기를 기다리기보다는, 아침에 의무적으로 산책을 나가 햇빛을 받으려 했다. 학교에 다닐 땐 식사 후 혈당을 낮추기 위해 가볍게 산책을 하며 햇빛을 쬐었다. 어느 날 문득, 이런 간단한 행동이 불안과 우울을 줄여준다는 걸 느꼈다. 밤에는 핸드폰을 멀리 두고, 침대에서는 잠만 자는 규칙을 지켰다. 몸이 규칙적으로 움직이자 생각도 정돈됐다. 루틴을 지키고 몰입할 대상을 찾자, 내가 하는 일을 더 잘하고 싶다는 열정이 되살아났다.

햇빛은 약을 대체할 수 없다. 하지만 나처럼 약을 먹는 데에 거부감이 있거나 부작용을 두려워하는 이들에게 햇빛은 가장 안전하고 자연스러운 항우울제다. 햇빛을 보기 위해 무거운 몸을 억지로 밖으로 끌어내는 순간, 회복이 시작된다. 나가야겠다는 생각이 들기도 전에 나가자. 일단 나가 햇빛을 쐬는 것, 그것이 첫 걸음이다.

나는 체중 감량을 하던 시절, 새벽 5시에 일어나 6시에 PT를 받고 9시까지 학교 수업에 들어갔다. 언제든 새벽에 부지런히 일어날 수 있다는 자부심이 있었다. 그러나 현실은 늘 그렇지 않았다. 대학교 현장실습 당시 회사 기숙사에서 지낼 땐, 아무리 알람을 맞춰도 새벽 5시에 일어나지 못했다. 그때 다시 깨달았다. 사람의 의지는 생체 리듬보다 약하다.

야간 헬스장 아르바이트를 할 때, 나는 정말 간절히 취업을 원했다. 그래서 다짐했다. 취업을 하면 반드시 규칙적인 생활을 하겠다고. 그리고 실제로 입사 후, 밤낮이 바뀐 리듬을 다시 되돌리기 위해 새벽 3시와 5시에 일부러 일어나보았다. 몸에게 지금이 깨어 있을 시간이라고 명령하듯 햇빛을 쪼어주었다. 햇빛은 생체 시계를 다시 조율해주었고, 나는 그 리듬을 기반으로 하루를 설계할 수 있었다.

햇빛은 뇌의 리셋 버튼이다. 아침에 햇빛을 쐬면 밤에 멜라토닌이 분비되고, 자연스럽게 잠이 들고 다시 깨어날 수 있다. 햇빛은 나의 생체 리듬을 조정하는 가장 근본적인 루틴이다. 산책은 단순한 움직임이 아니라, 정신을 회복하는 행위다. 매일 30분의 산책, 그 안에 햇빛과 걷기, 사유와 루틴이 모두 들어 있다. 정신병을 앓고 있다면, 지금 당장 일어나 문을 열고 햇빛을 보라. 그것이 시작이다.

4. 네 번째: 매일 경험과 감정을 기록하라

"습관과 사회적 관성의 압력이 워낙 크게 작용하므로 우리는 어떤 일이 나에게 즐거움을 주고 스트레스를 주는지, 어떤 일이 나를 우울하게 만드는지 잘 알아차리지 못한다. 밤에 일기를 적거나 하루 일과를 반성하는 버릇을 들이면 내 기분에 영향을 미치는 요인이 과연 무엇인지를 차분히 추려낼 수 있다."

(몰입의 즐거움, 미하이 칙센트미하이, 이희재 옮김, 해냄, 54쪽)

나도 몰랐다. 내게 반복하는 습관이 있다는 것을. 일상에서 어떤 생각을 하고 느끼는 지 적어야 안다. 나를 돌이켜보니 생각을 반복했다. 나는 내가 저질렀던 일을 지나치게 곱씹어서 생각했다. '왜 그랬지?' 그때 왜 그렇게 행동했는지 후회했다. 주위 사람에게 '넌 생각이 너무 많은 것 같아.'라고 자주 들었다. 자책을 되풀이했다. 끊임없이 마음속으로 자신을 깎아내렸다. 모든 말에 의미부여를 했다. 의도를 분석하며 '이런 생각으로 말 한건가?' 분노했다.

경험을 기록하면 알 수 있다. 기쁘거나 슬픈 이유를, 오늘 어떤 일을 겪었는지 무슨 감정을 느꼈는지 기록하니 더 이상 같은 생각을 곱씹지 않았다. 잘못했던 일이라고 생각하면, 반성할 수 있었다. 더 이상 같은 이유로 후회하거나 자책하지 않았다. 용서 구할 일은 진심으로 사과했다. 같은 실수를 반복하지 말자 되새겼다.

광고 디자이너 사카토 켄지는 〈메모의 기술〉에서 잊지 않기 위해 메모하는 것이 아니라고 했다. 잊기 위해 메모한다고 했다. 반대로 잊기 위해 기록한다. 필자는 정말 잊고 싶은 기억은 적었다. 끊임없이 떠오르는 생각을 하나도 빠짐없이 썼다. 머리가 정리되었다. 생각의 연결고리를 끊을 수 있었다. 내가 왜 이런 생각을 했는지 알았다. 문제라고 생각한 건 해결책을 생각했다. 후회하는 기억을 곱씹는 게 아니라 해결책을 반복해서 생각했다. 과거에 머물지 않았다. 지금 무엇을 해야 하는지 집중할 수 있었다.

나의 감정들을 떠오르는 대로 적는다. 머리와 가슴이 산뜻해진다. 걱정과 두려움이 사라진다. 가끔은 떠오르는 생각들을 붙잡고 싶을 때도 있다. 잠깐 기록해두고 나중에 해야지 하고 잊어버린다.

반대로 기억하기 위해 기록했던 적도 있다. 감사한 일은 기록했다. 친구들과 매일 감사한 일을 3개씩 적었다. 효과는 없었다. 얼마

가지 않아 하지 않았다. 힘든 일이 찾아왔다. 좋아하는 마음을 고백했다. 여자는 거절했다. 변호사비와 합의금으로 2,000만 원을 썼다. 돈이 없어 부모님께 돈을 빌렸다. 죄송하고 절망적이었다. 취업하고 빚을 갚기 위해 복학했다.

나보다 더 절망적인 상황에 있는 사람이 있을까? 〈빅터 프랭클의 죽음의 수용소〉를 읽었다. 영문도 모른 채 가스실에서 같은 민족이 죽어가는 모습을 지켜본다. 어떤 감정을 느낄까? 그래도 이보단 낫지 않을까? 빅터 프랭클 박사는 어떤 상황에서도 희망과 용기를 잃지 말라고 말했다.

감사 일기를 다시 써봤다. 정말 감사한 일만 써보자 다짐했다. 다음날 잊지 않기 위해 다시 봤다. 아직도 생생하게 기억한다. 수업이 끝나고 후문에서 긴 버스 줄을 봤다. 보증금이 없어 자취를 할 수 없었다. 하지만 기숙사에 합격해 줄을 서지 않았다. 왕복 4시간 통학하지 않고 기숙사에 살아 감사했다. 기숙사비가 있어 감사했다. 감사일기의 첫 시작이다. 사소한 일에 진심으로 감사했다.

두 손, 두 발이 멀쩡해서 감사합니다.
두 눈을 볼 수 있고 두 귀가 들려서 감사합니다.
일어나 걸을 수 있음에 감사합니다.

대한민국에 태어나 교육을 받을 수 있어서 감사합니다.
부모님께서 살아계셔서 감사합니다.
동아리에서 친구를 만날 수 있음에 감사합니다.
병원에 갈 수 있고 병원비가 있어 감사합니다.
먹을 수 있는 음식이 있고 잘 곳이 있음에 감사합니다.
졸업할 수 있어서 감사합니다.

당연한 건 없었다. 모든 것이 감사했다. 불행이라고 생각했던 일은 사실은 나에게 일어난 놀라운 선물이었다. 조현병은 선물이었다. 어렵고 힘든 일을 겪어 공감할 수 있었다. 코로나 블루로 사람들이 우울했다. 나에게 물었다. 세상은 나 없이 잘 돌아가는 데 나만 이상한건가? 나도 그랬다. 아픔을 공감하고 위로할 수 있어서 감사했다. 내 이야기를 들은 사람은 위로받았고 감동이라고 이야기했다. 그래서 이 책을 썼다. 내 이야기로 위로할 수 있겠다고 생각했다.

봉준호 감독은 영화 기생충으로 2020년 아카데미 시상식에서 감독상을 수상했다. 수상 소감에서 마틴 스콜세지 감독 명언을 인용했다. "어릴 적 영화 공부를 할 때, 항상 가슴에 새긴 말은 '가장 개인적인 것이 가장 창의적인 것이다' 입니다."

나의 가장 어두운 이야기를 글로 기록해서 나만 할 수 있는 가장 창의적인 일을 할 수 있었다. 나와 같은 사람에게 위로를 줄 수 있다. 프랭클 박사는 수용소 생활을 기록했다. 나는 그보다 나은 상황에 있다고 생각했다. 내 상황을 나누면 누군가는 필자보다 낫다고 생각할 것이다.

행복하고 감사했던 일을 떠올려라. 오늘 기분 좋은 일은 무엇이었나? 즐거운 기억을 떠올리고 기록하는 일로 건강해질 수 있다. 행복한 기억을 떠올리고 기억하기 위해 기록하라. 우울했던 일은 잊기 위해 기록하라. 원인을 찾아보고 해결책을 곱씹어라. 모든 것이 기록을 통해 가능하다. 그만큼 기록은 매우 중요하다.

"우울감에 압도되었던 대학 졸업반 시절, 나는 수업에 집중하지 못했고 계속 모든 걸 망치게 될 것 같다는 느낌을 떨칠 수 없었다. 집중하지 못하는 것과 부정적인 일에 초점을 맞추는 것은 우울증의 증상인데 두 상태 모두 대상피질이 매개한다. 특히 대상피질의 앞쪽, 곧 전방대상피질은 우울증에 가장 큰 영향을 미친다. 전방대상피질은 전전두피질에 둘러싸인 채 전전두피질과 아주 밀접하게 연결되어 있으며, 종종 변연계와 전전두 영역 사이의 관문 역할을 한다. 전방대상피질은 우리가 하는 모든 실수를 알아차린다. 고통 회로에서 중심 역할을 맡고 있으며, 잘못되어가는 일을 곱씹어 생각하는 경향도 여기서 나온다."

"행복한 기억은 전방대상피질에서 세로토닌을 증진시킨다. 잠들기 전에 행복한 기억을 한 가지씩 떠올려보라. 일기장에 써도 좋고, 그냥 그 기억을 반추하는 것도 좋다."

(우울할 땐 뇌 과학, 앨릭스코브, 정지인 옮김, 44-45쪽)

어두운 이야기를 적는 건 치유의 과정이다. 글을 쓰는 것만으로 치유가 될 수 있다. 많은 예술가는 이런 방식으로 아픔을 예술로 바꾼다.

"공포, 슬픔, 죽음의 천사는 내가 태어나던 날부터 내 곁에 있었다."

"병약함과 정신병, 나는 그 두 가지를 선천적으로 물려받은 것 같다."

〈절규〉를 그린 노르웨이 화가 에드바르드 뭉크는 우울과 슬픔을 예술로 치유했다. 다섯 살 때 어머니는 결핵으로 돌아가셨다. 열네 살 때 의지하던 누나도 결핵으로 죽었다. 종교에 빠진 아버지에게 정신적인 학대를 받았다. 아버지도 이른 나이에 뇌졸중으로 사망한다. 동생들도 짧은 생을 보냈다. 뭉크는 건강도 좋지 않았다. 공황장애, 우울증, 뇌졸중, 폐결핵, 기관지염, 류마티즘, 열병, 환각, 스페인 독감을 앓았다. 죽음과 병은 언제나 그와 함께였다.

세 명의 연인과도 사랑에 실패한다. 첫 번째 연인은 유부녀 밀리였다. 첫 사랑에 대한 환상과 집착으로 뭉크에게 오랜 시간 큰 상처로 남았다. 두 번째 연인은 다그나 율이라였다. 그녀는 동료 화가 프시비 지예프스키와 양다리를 걸치다 결혼에 실패한다. 마지막 연인은 툴라 라르센이었다. 결혼해 주지 않으면 총으로 자살하겠다며 소동을 벌였다. 이를 막으려다 뭉크는 손가락에 총을 맞는다. 뭉크는 여성에 대한 두려움과 공포로 평생 독신으로 살아간다.

뭉크는 정신병동에서 자신처럼 힘든 삶을 산 고흐의 〈별이 빛나는 밤〉 작품을 본다. 희망을 느끼고 〈태양〉이라는 벽화를 1911년에 완성한다. 오슬로 국립대학과 노르웨이 화폐 1,000크로네(130,000원)에 있다.

뭉크는 예술로 좌절을 희망으로 바꿨다. 예술처럼 기록도 힘이 세다. 기록은 슬픔을 희망으로 바꾸고, 치유할 수 있다. 기록은 그 자체로 아픔을 기쁨으로도 바꾼다.

가수 지드래곤(G-DRAGON)은 2024년 10월 30일 방송된 '유 퀴즈 온 더 블록'에서 말했다. 군대 가기 전 2017년 월드투어 (Act

Ⅲ, M.O.T.T.E World Tour)를 회상하며, '권지용'이라는 앨범을 낸 배경에 대해 말했다.

"너무 잘 되고 있으니까 위로를 받기가 굉장히 어려운 시기였던 것 같아요. 누구한테 기댈 수가 없었어요. 좋지 않은 기분이 드는데 표현할 수 없으니, 겉으로 보기엔 아무 이상이 없지만, 속이 곪았다고 해야 하나? 정신이 사실, 멀쩡하기가 힘들었던 거 같기도 하고. '어떡하지?' 그냥 막막해하다가 군대 들어가기 전에 사람들에게 제가 제 자신을 소개하고 싶다고 생각했어요. 그렇게 '권지용'이라는 앨범을 냈어요. 그때 냈던 노래들은 지극히 개인적인 이야기라서 앨범은 냈지만 '사람들이 많이 안 듣고 몰랐으면 좋겠다'고 생각했어요. '권지용' 앨범은 어떻게 보면 집에 있는 어릴 적 사진첩처럼, 언제 봐도 재밌고 들을 때마다 많이 들었던 것 같고 노래가 아닌 이야기로 들려요."

기록을 하는 것은 누군가에게 내 일기장을 들킨 기분이 든다. 아무도 모르는 내 속마음을 누가 알았을 땐 발가벗겨진 기분이다. 하지만 예술로 바꿀 때 놀라운 경험을 한다.

화가는 그림으로. 가수는 노래로. 우리는 기록으로, 일상을 예술로 바꿀 수 있다. 글로 쓰고, 기록하면, 회복하는 기분과 감정을 느낄 수 있다. 감정과 경험을 기록하라. 정신병이 치유되는 기적이 일어난다. 기록하면 정신병이 선물로 바뀔 것이다.

5. 다섯 번째: 읽고 여행하라

정신병을 앓는 동안 나는 비슷한 생각만 되풀이했다. '나는 왜 이렇게 뚱뚱하고 사람들에게 사랑받지 못할까?', '나는 왜 이 모양일까?', '나는 싫다.' 우울한 생각과 불안, 자괴감은 하나의 틀처럼 고정되어 반복되었다. 처음엔 이 사고 패턴이 문제라는 자각조차 없었다. 그저 내가 싫어서, 이 감정을 바꾸고 싶어서 닥치는 대로 방법을 찾았다. 그렇게 무작정 손에 쥔 것이 '책'이었다. 독서는 내가 미처 인식하지 못했던 악순환의 고리를 끊을 수 있는 첫걸음이 되었다.

"내가 가장 무서워하는 경쟁자는 책 읽는 사람이다. 내가 제일 존경하는 사람도 책을 읽는 사람이다. 내가 제일 조심스러운 사람도 평소에 책을 자주 읽는 사람들이다. 내가 제일 좋아하는 사람도 책을 읽는 사람들이다. 책을 읽는 사람들은 무섭고, 존경스럽고, 멋지다. 나는 나보다 사업이 더 큰 사람이나 더 큰 힘을 가진 권력자에게 두려움이나 존경 혹은 애착을 느껴본 적이 없다. 그러나 누가 지식이 높고 식견이 깊으면 그가 무슨 책을 읽는지 궁금해하고 그를 어려워한다."

(사장학개론, 김승호, 스노우폭스북스, 415쪽)

김승호 회장은 《사장학개론》에서 "독서하는 사람이 가장 무섭다. 가까이하고 싶다"고 말한다. 나는 이 말에 깊이 공감한다. 모든 것에는 반복되는 패턴이 있다. 파블로프의 개 실험처럼, 반복된 자극과 반응은 인간의 행동과 생각에도 영향을 미친다. 사람은 환경과 경험 속에서 학습된 방식대로 사고한다. 내가 매일 같은 감정을 느끼고 비슷한 생각에 사로잡혔던 것도, 결국은 하나의 고정된 사고 패턴이었을 것이다. 독서는 이 패턴을 깨뜨린다. 예측할 수 없는 사고를 만나게 하고, 미처 생각하지 못했던 질문을 던지게 만든다. 그 힘이 무섭고, 또 그래서 가까이하고 싶어진다.

백세희 작가의 《죽고 싶지만 떡볶이는 먹고 싶어》를 읽었을 때, 나는 큰 전환점을 맞았다. 솔직하게 자신의 아픔을 털어놓는 그녀의 글을 읽으며, 나 역시 내 감정을 말할 수 있을지도 모른다는 희망을 품었다. 그동안 나는 나의 힘듦을 드러내면 상대방이 부담스러워할 거라고 생각했다. 하지만 백세희 작가는 그 아픔을 나누는 것으로 누군가에게 위로를 전하고 있었다. 단지 살아가는 것만으로도 충분하다는 메시지를, 말이 아닌 글로 전하고 있었다. 나도 처음으로 느꼈다. 나의 이야기가 누군가에게 용기가 될 수 있을지도 모른다는 가능성을.

나는 위대한 성취를 이룬 사람들 역시 정신적인 어려움을 겪었다는 사실에서 큰 위안을 받았다. 빈센트 반 고흐는 생전 내내 정신질환에 시달렸고, 스티브 잡스와 빌 게이츠도 젊은 시절 깊은 고뇌와 혼란 속에서 자신만의 길을 찾았다. 그들은 나와 전혀 다른 세상에 있는 인물들이 아니었다. 오히려 나와 같은 고통을 겪고, 책을 읽고, 자신을 돌아보며 그 고통을 힘으로 바꿔낸 사람들이었다.

독서는 단번에 삶을 바꾸진 않는다. 하지만 생각을 바꾸는 도끼가 된다. 프란츠 카프카는 "책은 우리 내면의 얼어붙은 바다를 깨뜨리는 도끼여야 한다"고 말했다. 회사를 다니며 매일이 지겹다고 말하는 선배의 이야기를 들었다. 매일 같은 공간, 같은 업무에 숨이 막힌다고 했다. 그러나 나는 다르게 살아보고 싶었다.

"나는 아침에 일어날 때의 기분은 소학교 때 소풍가는 날 아침 가슴이 설레는 것과 꼭 같다. 또 밤에는 항상 숙면할 준빌르 갖추고 잠자리에 든다. 이 세상을 아름답고 밝게 희망적으로 긍정적으로 보기 때문에 가능하다." (1983년 7월 신입사원 하계수련대회)

정주영《이 땅에 태어나서》속 "내일 할 일이 있어서 오늘이 설렌다"는 말을 마음에 새기고 출근했다. 같은 공간에 있어도 마음의 풍경은 달라질 수 있다. 그리고 그 풍경을 바꾸는 가장 확실한 방법이, 바로 '독서'였다.

우울하고 무기력했던 시절, 나는 세상과 점점 단절되어 갔다. 스스로를 고립시켰고, 지금은 연락조차 닿지 않는 어떤 친구는 나를 '히키코모리(은둔형 외톨이)'라고 부르기도 했다. 어디론가 훌쩍 떠나고 싶다는 생각이 들었지만, 현실은 녹록지 않았다. 돈도, 체력도, 마음의 여유도 부족했다. 여행을 떠나기 위해 필요한 것들이 나에겐 너무 많아 보였다. 그렇게 방 안에 갇혀 있던 나는, 그저 가만히 누운 채로 빠니보틀이나 곽튜브 같은 여행 유튜브 채널을 보기 시작했다. 웃을 일 없는 나날 속에서 그들의 유쾌한 에피소드는 오랜만에 나에게 미소를 짓게 해주었다.

그러나 그것은 단순한 웃음을 넘어선 변화의 시작이었다. 다른 나라의 건축양식, 사람들의 말투, 표정, 일상의 리듬과 사고방식을 접하면서 내 마음은 서서히 열리기 시작했다. 이 나라에선 정답인 것이 다른 나라에선 오답이 될 수 있다는 사실은, 내 머릿속의 '절대적인 기준'들을 뒤흔들었다. 내가 그동안 너무 좁은 기준 안에서만 나 자신을 바라보고 있었다는 사실을 깨닫게 되었다.

그때 문득 이런 생각이 들었다. "우리나라에서 내가 받은 '정신병자'라는 낙인도, 다른 나라에선 다르게 받아들여질 수도 있지 않을까?" 어쩌면 내가 틀린 게 아니라, 이 사회가 정답을 너무 협소하게 정해놓은 것은 아닐까? 그 순간, '나'라는 존재를 바라보는 내 시야가 확장되기 시작했다. 내가 처한 사회와 환경을 상대화하면서, 더 이상 나 자신을 무조건적으로 비난하지 않게 되었다. 정신병은 나약함이나 비정상이 아니라, 인간이 가진 다양한 감정과 상태 중 하나일 뿐이라는 생각이 들었다. 스스로를 단죄하던 고정관념에서 조금씩 벗어나기 시작한 것이다.

실제로 내가 여행을 자주 떠나본 적은 없다. 과거의 여행은 대부분 누군가를 따라갔던 수동적인 경험이었고, 그래서 특별한 기억이 남지 않았다. 그러나 지금은 다르다. 직접 여행을 떠나지 못하더라도, 나는 매일 가는 길도 되도록 새로운 길로 돌아가려 한다. 같은 장소에서도 새로운 시선으로 바라보면, 삶이 조금은 달라진다. "오늘 하루를 여행자처럼 살아보자." 그렇게 다짐하면서 우울을 밀어내고, 하루하루를 설렘 속에 보내기 시작했다. 아침 햇빛, 선선한 바람, 낯선 카페, 처음 보는 골목의 표지판이 내 감정을 다독였다. 그것이 '작은 여행'이었다.

이후 나는 깨달았다. 여행은 '이동'이 아니라 '이식'이라는 것.

물리적인 이동이 없더라도, 생각이 낯선 곳으로 옮겨가면 우리는 전혀 새로운 감각과 시야를 가질 수 있다. 문화적 다양성을 체험하고, 고정관념에서 벗어나 '다른 나'를 받아들이는 과정은 치유였다. 우울과 불안이 지배하던 세계 속에서, 나는 내 시선을 바꾸는 법을 배웠다.

물론, 간접경험과 직접경험은 분명한 차이가 있다. 나는 음악을 좋아해서, 좋아하는 가수의 신곡이 나오면 뮤직비디오를 반복해서 보곤 했다. 그러다 지인의 초대로 우연히 콘서트를 가게 되었다. 영상으로 보던 무대와는 전혀 다른 현장감이 있었다. 심장에 울리는 저음, 사람들의 환호, 조명의 열기. 같은 곡이라도 직접 체험한 순간이 훨씬 더 강렬한 울림을 남겼다.

언젠가 진짜로 여행을 떠날 수 있는 여건이 된다면, 나는 더 많은 곳을 내 두 발로 걸어보고 싶다. 유튜브와 책을 통해 낯선 문화를 간접 경험했듯, 이제는 진짜 나만의 방식으로 삶을 확장하고 싶다. 시야가 넓어질수록, 내 병도 작아졌다. 여행이란, 결국 새로운 시선으로 자신을 이해하고 받아들이는 연습이다.

6. 여섯 번째: 도전하고 실패하고 성공하라

정신병을 앓으면서 내가 배운 가장 큰 교훈 중 하나는, 가슴 뛰는 일에 도전하는 것만이 나를 무기력의 늪에서 꺼낼 수 있었다는 사실이다. 우울하고 무기력한 시절, 나는 아무것도 시도하지 않는 것 자체가 더 깊은 절망을 낳는다는 것을 몸소 느꼈다. 그래서 결심했다. 잃을 게 없는 사람처럼 도전하겠다고.

> 인생의 선배로서 대단하지는 않지만 꼭 해주고 싶은 말이 있어요.
> 무엇이든 도전하세요.
> 몇 번이고 도전하세요.
> 잃을 것이 없는 사람처럼요.
> 일, 인간관계, 사업, 다이어트, 연애, 학점, 인턴, 여행 운동
> 성공보다 도전에 가치를 두세요
> 행복하게 살아요

삼수 중이던 시절, 서울대학교 수리과학부 학생에게 과외를 받았던 일이 기억난다. 수업 마지막 날, 그는 내게 조용히 말했다. "잃을 게 없는 사람처럼 도전해." 그 말이 내 마음에 깊이 박혔다. 이후 광운대학교 수학과에 입학했지만, 나는 거기서 멈추지 않았다. 새로운 환경에 도전하기 위해 한 학기만 다니고 휴학했다. 그 이후부터

나는 브레이킹 댄스, 편입 시험, 음악, 창업 등 다양한 삶의 영역에 도전하기 시작했다. 모든 것이 낯설었지만, 도전은 나에게 살아 있다는 감각을 되찾아줬다.

편입은 나에게 가장 힘든 도전 중 하나였다. 당시 나는 취업이 잘 되는 공대로 진로를 틀기 위해 기계공학과 편입 시험을 준비했다. 수학을 좋아했지만, 잘하지 못했기에 더 치열하게 노력해야 했다. 편입을 준비하면서 나는 공부뿐 아니라 인간관계에서도 극단적인 고립을 경험했다. 하루 종일 누구와도 말하지 않은 채 도서관에 앉아 수학 문제를 풀었다. 그렇게 6개월을 몰입한 끝에 편입에 성공했다. 새로운 환경에 적응하면서도 나는 계속 도전을 멈추지 않았다.

그러나 주변의 시선은 달랐다. 편입 후 새로운 학과에서 동기들은 내 도전을 이해하지 못했다. 그렇게 힘들게 편입해놓고 왜 대기업에 취업하지 않느냐는 말도 자주 들었다. 하지만 나는 알았다. 지금 이 시기에 내가 하고 싶은 것들을 하지 않으면, 언젠가는 더 큰 리스크로 돌아올 것이라는 사실을. 지금 실패하더라도, 30대나 40대에 겪는 후회보다는 낫다고 생각했다.

김재철 동원그룹 명예회장의 책 《인생의 파도를 넘는 법》에는 이런 문장이 있다. "가슴 뛰는 일을 찾아 도전하고 또 도전하라." 나는 이 문장을 읽고 나도 모르게 눈물을 흘렸다. 마치 내가 지금까지 살아온 과정을 인정받은 느낌이었다. 도전이 도전을 낳고, 습관이 되고, 그 습관이 남들이 부르는 '열정'이 된다는 말이 얼마나 나의 경험과 맞닿아 있는지 놀라웠다. 내가 해온 도전은 대부분 실패였다. 창업을 했을 때 고객을 이해하지 못해 좌절했고, 연애에서는 상대를 배려하지 못해 상처를 주고받았다. 하지만 실패는 늘 나를 더 단단하게 만들었다.

실패를 반복하면서 나는 반성하고, 다시 방향을 조정하는 법을 배웠다. 편입 시험에서 실패했던 개념을 복기했고, 창업의 실패를 통해 고객 중심 사고의 중요성을 배웠다. 연애 실패를 통해 관계에서의 공감과 소통의 가치를 깨달았다. 김재철 회장은 말했다. "준비에 실패하는 것은, 실패를 준비하는 것이다." 나는 철저히 실패를 복기하며 준비하는 법을 배웠고, 그것이 다음 도전을 위한 디딤돌이 되었다.

도전을 하지 않았다면, 나는 내 안의 가능성을 절대 몰랐을 것이다. 학점을 3.7에서 4.1까지 올릴 수 있었던 것도, 그전까지 학업에 미련이 남았기 때문이다. 연속된 실패 속에서도 작은 성공들이 있었다. 나는 점점 내가 잘하는 것, 내가 진심으로 좋아하는 것을 찾아가고 있었다.

　내 삶은 실패로 가득했다. 하지만 그 안에서 나를 지탱해준 것은, 또 다른 도전이었다. 매번 실패할 때마다 좌절했지만, 다시 일어설 수 있었던 것은 '다음에 더 잘해보자'는 마음이었다. 정신병은 내 마음을 갉아먹었지만, 도전은 내 삶을 조금씩 회복시켜주었다. 도전은 성공이라는 결과보다도, 내 안의 자신감을 회복시켜주는 약이었다.

　이제 나는 말하고 싶다. 실패를 두려워하지 말고, 도전하라고. 실패는 당신이 잘못되었다는 증거가 아니라, 성장하고 있다는 증거라고. 내 모든 도전이 성공으로 이어지진 않았지만, 그 과정 속에서 나는 더 나은 내가 되어갔다. 정신병도 마찬가지다. 도전을 멈추지 않는 한, 우리는 언제든 다시 일어설 수 있다. 나는 그것을 온몸으로 겪었고, 이제는 다른 이들에게 전하고 싶다. 실패해도 괜찮다고, 그건 또 다른 시작일 뿐이라고.

　김재철 회장의 말처럼, 도전은 특별한 순간에만 필요한 것이 아니다. 도전은 매일의 삶을 변화시키는 습관이며, 반복되는 실패 속에서도 자신을 믿고 앞으로 나아가는 태도이다. 그 태도만큼은 누구도 대신해줄 수 없다. 그리고 그 태도 덕분에 나는 살아남았다. 도전은, 결국 나를 살게 한 힘이었다.

7. 일곱 번째: 진심으로 감사하라

정신병을 앓는 동안, 나는 수많은 감정의 바닥을 경험했다. 남들과는 다르게 사고하고 느끼는 나 자신이 무섭고 부끄러웠다. 버거운 삶 속에서 나는 자주 세상에 홀로 남겨진 듯한 외로움을 느꼈다. 그런 나에게 '감사'는 처음부터 쉽게 다가온 감정이 아니었다. 억지로 감사일기를 써 보기도 했지만, 며칠을 넘기지 못하고 흐지부지 되었다. 마음속에 쌓인 원망과 분노, 억울함이 사라지지 않은 채 억지로 끄적인 '감사'는 오래 가지 못했다. 그러나 어느 날, 내 인생의 깊은 바닥에서 나는 감사라는 감정을 다시 만났다.

서울대학교 병원 정신의학과에서 진료를 받던 시절, 나는 절망감에 빠져 있었다. 수많은 도전을 했지만 대부분 실패했고, 복학한 이후에는 자취할 보증금조차 없었다. 다행히 학교 기숙사에 합격하여 버스 줄을 서지 않아도 되는 기회를 얻었고, 그 사소한 행운이 얼마나 큰 감사인지 처음으로 실감했다. 과거에는 대학교 후문에 길게 늘어선 버스 줄을 볼 때마다 짜증이 났고, 그 상황이 너무나 당연하다고 여겼다. 하지만 내가 기숙사에 머무르며 그 줄을 기다리지 않아도 된다는 사실이, 버스에서 내려 기숙사로 바로 걸어 들어갈 수 있다는 그 사실이, 나를 감동시키고 눈물짓게 했다.

빅터 프랭클의 《죽음의 수용소에서》는 내 감사의 감정을 근본적으로 변화시킨 책이다. 그는 유대인으로서 나치 강제 수용소에 갇혀 모든 것을 빼앗긴 상황에서도 인간의 존엄과 의미를 찾았고, 그 절망 속에서도 삶을 긍정했다. 나는 물었다. "정말 내 삶이 그보다 더 절망적인가?" 그렇지 않다는 것을 알게 되었고, 그 비교 자체가 부끄러웠다. 감사는 상황이 바뀌어서 드는 감정이 아니었다. 동일한 상황 속에서도 내 시선이 바뀔 때 느끼는 감정이었다

"사람이 무엇을 희구해야만 하는가를 안다는 것은 절대 불가능하다. 왜냐하면 사람은 한 번 밖에 살지 못하고 전생과 현생을 비교할 수도 없으며 현생과 비교하여 후생을 바로잡을 수도 없기 때문이다.

도무지 비교할 길이 없으니 어느 쪽 결정이 좋을지 확인할 길도 없다. 모든 것이 일순간, 난생 처음으로, 준비도 없이 닥친 것이다. 마치 한 번도 리허설을 하지 않고 무대에 오른 배우처럼. 그런데 인생의 첫 번째 리허설이 인생 그 자체라면 인생에는 과연 무슨 의미

가 있을까? 그렇기에 삶은 항상 밑그림 같은 것이다. 그런데 '밑그림'이라는 용어도 정확하지 않은 것이, 밑그림은 항상 무엇인가에 대한 초안, 한 작품의 준비 작업인데 비해, 우리 인생이라는 밑그림은 완성작 없는 초안, 무용한 밑그림이다.

토마시는 독일 속담은 되뇌었다. einmal ist keinmal. 한 번은 중요치 않다. 한 번뿐인 것은 전혀 없었던 것과 같다. 한 번만 산다는 것은 전혀 살지 않는다는 것과 마찬가지다."
(참을 수 없는 존재의 가벼움, 밀란 쿤데라, 이재룡 옮김, 민음사, 17쪽)

밀란 쿤데라의 『참을 수 없는 존재의 가벼움』에서는 이렇게 말한다. "사람은 한 번밖에 살지 못하고 전생과 현생을 비교할 수 없기 때문에, 삶은 항상 밑그림 같은 것이다." 밑그림에는 정답도, 오답도 없다. 처음 살아보는 삶 속에서 우리는 늘 미완성이다. 그렇기에 비교하거나 후회하는 대신, 살아 있다는 것 자체에 감사하는 것이 필요하다. 나의 삶이 비록 연습도, 리허설도 없이 무대에 오른 공연이라면, 그 하루하루가 얼마나 용기 있는 연기인지 되새겨야 한다.

감사함은 어느 날 갑자기 찾아오지 않는다. 의식적으로 훈련해야 하는 감정이다. 기숙사 합격이나 햇빛을 맞는 아침 산책처럼, 작고 사소한 기회 속에서 감사를 발견할 수 있다. 어느 날은 점심시간에 내게 자리를 양보해준 동료에게, 다른 날은 병원 진료를 무사히 마친 나 자신에게 감사할 수 있다. 감사를 할수록 내 시야는 넓어지고, 정신병이라는 어두운 터널 속에서도 따뜻한 빛을 발견하게 된다.

"나는 신발이 없음을 한탄했는데, 거리에서 발이 없는 사람을 만났다."

데일 카네기의 이 말처럼, 우리는 항상 결핍만을 바라본다. 무엇이 부족한지에 집중하며 그것을 채워야 행복해질 수 있다고 믿는다. 하지만 감사는 반대다. 이미 가진 것을 새롭게 바라보는 감각이다. 그 감각을 갖기 위해선 마음을 비워야 했다. 비교의 눈을 걷어내야 했고, 시선을 안에서 밖으로 돌려야 했다.

"그러나 예전에는 싯다르타에게 이 모든 것들이 자신의 눈을 가리는 무상하고 기만적인 너울로 밖에는 보이지 않았다. 본질적인 것이란 눈에 보이는 가식적 세계 너머 저편 피안(彼岸)에 있다고 생각한 싯다르타의 눈으로 볼 때에는 이 모든 것들은 본질적인 것이 아니었다. 따라서 예전에는 이 모든 것들이 불신의 눈으로 관찰되었으며, 철저한 사유에 의하여 무화(無化)될 수밖에 없었던 것이다. 그러나 이제 깨달음을 얻어 자유로워진 그의 눈은 치안(此岸)의 세계에 머무르게 되었으니, 그는 가시적인 것을 보고 인식하였으며, 이 세상에서 고향을 찾았으며, 본질적인 것을 추구하지 않았으며, 피안의 세계를 목표로 삼지 않았다. 이처럼 무엇인가를 추구함이 없이, 이처럼 단순 소박하게, 이처럼 천진난만하게 세상을 바라보니, 이 세상이 아름답게 보였다. 달과 별들도 아름다웠고, 시냇물과 강기슭, 숲과 바위, 염소와 황금풍뎅이, 꽃과 나비도 아름답게 보였다. 이처럼 천진난만하게, 이처럼 미몽에서 깨어나서, 이처럼 주변의 가까운 사물에 마음의 문을 연 채로, 이처럼 아무 불신감도 없이 이 세상을 떠돌아다닌다는 것은 아름답고 기분 좋은 일이었다. 머리 위에 내리쬐는 햇살도 예전과는 다르게 느껴졌으며, 더위를 식혀 주는 숲의 그늘도 시원한 느낌이 예전과는 달랐으며, 시냇물과 물통의 물맛도 예전과는 달랐으며, 호박이나 바나나의 맛도 예전과는 달랐다. 낮들과 밤들이 짧아진 것 같았고, 매 시간 시간이 마치 바다 위의 돛단배처럼, 돛 아래 온갖 보물과 기쁨을 가득 실은 그런 돛단배처럼, 쏜살같이 지나갔다."

(싯다르타, 헤르만 헤세, 박병덕 옮김, 민음사, 72-73쪽)

헤르만 헤세의 『싯다르타』에서 싯다르타는 고행 끝에 이렇게 말한다. "세상이 얼마나 아름다운지 깨달았다." 모든 집착과 번민, 욕망에서 내려왔을 때 비로소 세상은 새로운 풍경을 보여준다. 그 아름다움은 고요한 감사에서 비롯된다. 내가 이 세상에 존재하고, 감각하고, 느끼고 있다는 그 사실만으로도 삶은 감격스러울 수 있다.

톨스토이는 『안나 카레니나』의 첫 문장에서 이렇게 말했다. "행복한 가정은 모두 비슷하지만, 불행한 가정은 저마다의 이유로 불행하다." 나는 이 문장을 이렇게 바꾸고 싶다. "불행의 이유는 각자 다르지만, 감사는 모두 비슷한 이유로 행복을 만들어낸다." 정신병을 앓는 우리는 각자의 고통이 있다. 하지만 그 고통의 모양이 다르다고 해서 감사의 가능성까지 사라지는 것은 아니다. 감사는 삶의 결을 바꾸는 가장 강력한 힘이다.

정신병은 고통이다. 하지만 그 고통이 나를 다시 돌아보게 하고, 사소한 것에 감사할 수 있게 했다는 점에서 나는 그것을 선물로 기억하고자 한다. 진심으로 감사하는 사람은, 삶을 견디는 힘이 아니라 살아갈 이유를 가진 사람이다. 그렇게 감사는 내 삶의 마지막 치료법이 되었고, 이 책의 마지막 장을 함께 덮는 당신에게도 그 힘이 전해지기를 바란다.

5장
정신병을 선물로 바꾼 사람들

1. 자폐 스펙트럼 장애를 강점으로 바꾼 마이크로소프트 창립자, 빌 게이츠
2. 양극성 장애를 이겨내고 전설적인 예술가가 된, 빈센트 반 고흐
3. 우울증을 극복해서 미국 대통령이 된, 에이브러햄 링컨
4. 2차 세계 대전을 승리로 이끈 우울증 환자, 윈스턴 처칠
5. 천재성을 정신적 고통 속에서 꽃피운, 알베르트 아인슈타인
6. 조현병을 극복하고 노벨 경제학상을 수상한, 존 내쉬

1. 자폐 스펙트럼 장애를 강점으로 바꾼 마이크로소프트 창립자, 빌 게이츠

빌 게이츠는 어릴 적부터 남들과 달랐다. 친구들과 뛰놀기보다는 도서관 구석에서 책을 읽는 것을 좋아했고, 사람들이 많은 자리에선 말이 없었다. 초등학교 교사는 그를 "상상력은 뛰어나지만, 눈을 마주치지 못하는 아이"라고 기록했다. 규칙적인 학교 수업에는 별다른 흥미를 보이지 않았고, 좋아하는 것에만 깊은 관심을 보였다. 다른 학생들이 장난을 치며 시간을 보낼 때, 빌은 컴퓨터에 빠져들었다. 밤을 새우며 프로그래밍을 연구했고, 세상과 단절되어 있어도 전혀 외롭지 않았다. 이런 특성은 훗날 자폐 스펙트럼 장애(Autism Spectrum Disorder, ASD)의 가능성으로 주목받게 된다.

정신질환이라기보다는 '다름'으로 분류되는 이 성향은, 당시엔 괴짜 혹은 문제아로 치부되기 쉬운 것이었다. 실제로 게이츠는 친구들과의 관계보다 컴퓨터, 논리, 수학, 구조화된 체계에 훨씬 더 많은 관심을 가졌고, 자기 감정을 표현하는 데에는 어려움을 겪었다. 그러나 그는 그것을 약점이 아니라 자신만의 특성으로 받아들였다. 그 '다름'은 곧 세계를 바꾸는 무기가 된다.

게이츠는 자신을 진단하거나 분류하지 않았다. 오히려, "나는 내가 즐거워하는 일에 몰두할 뿐"이라고 말했다. 하지만 시간이 지나면서 그가 보인 행동 특성 – 강박적 루틴, 대인 관계의 어색함, 비언어적 표현의 부족, 정서적 공감의 어려움 – 은 많은 정신과 전문가들로부터 자폐 스펙트럼 장애와 유사하다는 분석을 받아왔다. 그는 공식적으로 자폐 진단을 받은 적은 없지만, 본인도 인터뷰에서 "나는 일반적인 방식으로 사람들과 어울리는 데 어려움을 겪었다"고 인정한다.

이러한 도입은 우리에게 다음과 같은 중요한 질문을 던진다. 과연 정신질환이나 인격의 '결함'으로 보이던 성향들이, 오히려 창조성과 몰입력이라는 다른 방식의 성공 가능성은 아니었을까? 빌 게이츠의 삶은 바로 그 질문에 대한 대답을 증명해낸 사례라 할 수 있다.

게이츠의 학창 시절은 엘리트 코스를 걸었지만, 그 속엔 수많은 '일탈'이 있었다. 그는 명문 레이크사이드 사립학교에서 컴퓨터 프로그래밍에 눈을 떴다. 단순히 과제를 수행하는 수준이 아니라, 학교의 교내 네트워크를 해킹하여 자신의 시간표를 조작하거나, 컴퓨터 사용 시간 제한을 우회하는 코드까지 만들어냈다. 규칙을 깨는 데 거리낌이 없었던 그의 행동은 단순한 장난이 아니라, 시스템을 자신의 사고 방식대로 재구성하려는 강한 욕구의 표현이었다.

하버드에 진학한 것도 그런 성향의 연장선에 있었다. 그는 수학과 컴퓨터 과목에선 두각을 나타냈지만, 교양 수업과 토론식 수업에서는 종종 어려움을 겪었다. 특히, 감정을 다루는 수업이나 문학 강의에서는 자신의 생각을 말로 풀어내는 데 어려움을 겪었다고 한다. 이처럼 논리에는 강하지만 감정에 취약한 사고 체계는 전형적인 자폐 스펙트럼의 특성과도 맞닿아 있다. 그는 하버드를 2년 만에 자퇴하고 마이크로소프트를 창업하는 길을 선택했다.

게이츠의 업무 스타일 또한 매우 독특했다. 직원들에게는 언제 어떤 피드백이 날아올지 몰라 늘 긴장감을 갖게 하는 인물로 알려져 있었다. 이성적이고 직설적인 피드백은 감정적인 교류를 기대하던 이들에겐 차가운 벽처럼 느껴지기도 했다. 그러나 그의 통찰력은 정밀했고, 시스템을 설계하는 능력은 압도적이었다. 그는 사람들이 어떻게 느끼는지보다는, 어떻게 하면 더 나은 결과를 낼 수 있을지를 더 중요하게 여겼다.

2000년대 들어서는, 빌&멜린다 게이츠 재단을 통해 세계 보건과 기후 위기 등 인류 전체를 위한 프로젝트에 매진했다. 이 과정에서도 그는 고통받는 사람들의 고통에 감정적으로 공감하기보다, 데이터를 바탕으로 '어떤 질병이 가장 많은 생명을 구할 수 있을지'를 판단하여 기금을 배분했다. 감정보다 구조, 직관보다 근거를 중시하는 그의 방식은 '비정함'이 아니라 '전략'이었다.

게이츠의 삶은 어떤 면에서는 정서적 결함의 연속처럼 보일 수 있다. 그는 사람들과 교감하는 데 서툴렀고, 때때로 타인의 감정을 놓치기도 했다. 그러나 그 모든 단점들은, '다르게 사고하는 능력'을 기반으로 세계를 혁신하는 자산으로 전환되었다. 자폐 스펙트럼이 단순한 질병이 아니라, 인간의 인지 다양성을 구성하는 하나의 스펙트럼이라는 사실을 빌 게이츠는 체현하고 있다.

빌 게이츠는 자신의 특성을 감추거나 고치려 하지 않았다. 대신, 그 '다름'을 무기로 삼았다. 감정 표현이 서툴고 인간관계에서 불편함을 느낀다는 단점은, 집요한 집중력과 논리적 사고라는 강점으로 전환되었다. 자폐 스펙트럼 특유의 몰입 성향은 그를 세계 최초로 소프트웨어 산업을 선도한 CEO로 만들었다. 게이츠는 자신이 만든 MS-DOS, 윈도우 시스템, 오피스 프로그램을 통해 전 세계 수억 명의 일상을 바꿔놓았다.

그는 '정상'의 기준을 뒤집었다. 대중과 감정을 나누는 능력이 뛰어난 사람, 다정한 리더, 유연한 커뮤니케이터만이 좋은 경영자라는 고정관념을 깨고, 극도로 구조화된 사고 체계와 집요한 피드백을 통해 전례 없는 성공을 이뤄냈다. 실제로 마이크로소프트의 전직 임

원들은 "게이츠는 천재라기보다는 완전히 다른 방식으로 사고하는 사람"이라고 말한다. 그와의 회의는 피곤했지만, 대체불가능한 통찰을 얻는 자리였다고 회상한다.

자폐 스펙트럼은 수많은 고정관념과 맞닿아 있다. 감정 공감이 어렵다는 이유로 이기적이라고 판단되기 쉽고, 타인과의 교류에서 서툰 모습을 보이면 반사회적이라는 오해를 받기 쉽다. 그러나 게이츠는 이 모든 편견을 결과로 반박했다. 그는 단순히 '장애를 극복한 사람'이 아니라, 오히려 그 특성을 '창조적 기질'로 전환한 대표 사례다.

게이츠는 본인의 특성에 대해 수차례 언급하면서, 자신이 가진 "감정 표현의 결핍이나 사회적 긴장감"을 숨기지 않았다. 오히려 "사람을 기쁘게 하는 말보다, 문제를 푸는 데 집중하는 방식이 더 나에게 맞는다"고 말한다. 그에게 중요한 것은 감정을 공유하는 것이 아니라, 세상을 구체적으로 개선할 수 있는 실질적 방법을 찾는 일이었다. 그리고 그 일에 있어서, 그의 비표준적인 인지는 오히려 누구보다 명확하고 강력한 무기가 되었다.

자폐 스펙트럼을 공식적으로 진단받지 않았음에도 불구하고, 전 세계의 수많은 심리학자, 신경과학자, 교육자들은 그를 "신경다양성(Neurodiversity)의 대표적인 롤모델"로 꼽는다. 신경다양성이란 인간의 뇌가 다양한 방식으로 작동하는 것이며, 이것이 곧 질환이 아닌 '정체성의 차이'라는 개념이다. 게이츠는 자폐 스펙트럼 성향을 가진 이들이 반드시 고쳐야 하는 존재가 아니라, 고유의 가치와 역할을 지닌 공동체의 일원이라는 사실을 입증해냈다.

그의 사례는 부모, 교사, 기업인, 정책 입안자에게 묵직한 질문을 던진다. '정상'이라는 말은 누구를 기준으로 만들어진 것인가? 우리 사회는 지금도 얼마나 많은 다름을 '결함'으로 낙인 찍고 있는가? 빌 게이츠는 그 모든 질문에 대한 하나의 답변처럼 존재한다.

빌 게이츠는 인류가 인식하는 '성공'의 정의를 다시 쓴 인물이다. 그가 보여준 것은 한 개인이 정신적 특성과 신경적 차이에도 불구하고, 또는 오히려 그로 인해 어떻게 세상을 바꿀 수 있는지에 대한 살아 있는 증거였다. 그의 삶은 '진단'보다 '방향'이 중요하다는 메시지를 끊임없이 우리에게 던진다.

그는 자신의 감정적 결핍을 인정하고도 회피하지 않았다. 타인의 감정에 완벽히 공감하지 못하더라도, 타인의 삶을 더 낫게 만드는 데 집중했다. 그런 점에서 그는 '공감하지 않고도 사랑하는 법'을 보여준 사람이다. 게이츠가 빌&멜린다 게이츠 재단을 통해 아프리카, 인도, 남미에서 전염병 퇴치와 백신 개발에 기부한 금액은 수조원에 이른다. 그 기금은 수백만 명의 생명을 살렸다.

세상이 요구하는 '정상'의 프레임에 자신을 억지로 끼워 맞추기보다, 그는 자신의 기준과 리듬대로 세상을 해석하고 행동했다. 그리고 그 기준이 결국 세상의 기준이 되었다. 이것이 바로 정신적 다름을 극복하는 것이 아니라, 있는 그대로 품고 걸어가는 태도가 주는 위력이다.

정신질환, 혹은 정신적 특성은 약점이 아니다. 방향만 잘 설정된다면, 그것은 세상에서 가장 강력한 추진력이 될 수 있다. 게이츠는 진단받지 않은 자폐 스펙트럼이라는 '보이지 않는 라벨'을 가진 채, 인류 역사상 가장 성공한 인물 중 하나가 되었다. 이는 정신병을 앓는 이들에게 더없이 값진 메시지를 준다.

바로 "당신이 겪고 있는 다름은 고통이 아니라 가능성"이라는 것. 중요한 건 당신의 '정상성'이 아니라, 당신이 가진 고유한 방향성과 그 힘이다. 빌 게이츠는 그 가능성을 증명하며, 자신과 같은 수많은 이들의 '다름'에 희망의 불씨를 남겼다.

2. 양극성 장애를 이겨내고 전설적인 예술가가 된, 빈센트 반 고흐

빈센트 반 고흐는 처음부터 화가의 길을 걷지 않았다. 1869년, 16세에 구필 화랑에서 수습사원으로 일한다. 1872년 9월, 동생 테오는 형과 같은 일을 한다. 총 668통의 편지를 주고받는다. 이 기록을 통해 고흐의 생애와 작품을 알 수 있다.

고흐는 종교에 몰입하여 미술품 거래를 혐오하게 된다. 1876년 3월 말, 고객과 동료 직원과의 사이가 나빠져 해고당한다. 기숙학교의 무보수 견습교사, 서점 직원을 전전한다. 1877년 5월 목사가 되기 위해 신학교에 들어간다. 1878년 7월 신학 공부를 포기하고 전도사가 되어 벨기에 탄광지역 보리나주로 간다. 1879년 여름, 고흐는 전업화가가 되기로 결심한다.

"전도사는 마치 화가와 같다. 이름 있는 위대한 화가들의 작품을 들여다보면 그 속에는 신이 이야기하는 그 모든 것을 발견할 수 있다."

(반 고흐는 왜?, 조진의, 씽크스마트, 191쪽)

1883년 9월 드렌테에서 고흐는 경제적 어려움을 겪으며 예술가 공동체를 꿈꾼다. 함께 살며 작품을 판매한 수익을 나누는 형태이다. 동료 화가들을 설득하였지만 아무도 응하지 않았다. 1888년 10월 23일, 고갱은 테오에게 생활비를 받는 조건으로 오지만 고흐는 이 사실을 몰랐다. 이 소식에 기쁜 고흐는 고갱의 방을 해바라기 그려 꾸민다.

시간이 지나면서 서로의 생활 습관에 불만이 쌓이고 예술에 대한 생각 차이로 갈등을 겪는다. 1888년 12월 23일 고갱이 떠날지도 모른다는 불안감에 고흐는 자신의 귀를 잘랐다. 놀란 고갱은 급히 파리로 떠났다. 고갱의 말에 따르면, 라첼이라는 매춘부에게 "이걸 잘 간수해"라는 말과 함께 스스로 자른 귀를 종이에 싸서 넘겨주었다. 고흐는 2주 동안 병원에 입원했다. 아를에 노란 집으로 돌아왔지만 환각과 망상을 겪는다. 불안한 주민들은 경찰에 민원을 제기했다. 경찰은 노란 집을 폐쇄했다. 고흐는 정신병원에 강제 입원한다. 생레미에 있는 생폴드모솔 요양원에 들어갔다. 창살이 있는 조그만 방에서 〈별이 빛나는 밤〉을 그린다.

빈센트는 간질 진단을 받았다. 두 시간 동안 온탕과 냉탕에 번갈아 들어가는 물치료를 일주일에 두 번 받으라는 처방이 전부였다. 당시 정신건강의학 치료는 열악했다. 고흐는 희망을 가졌다. 그림을 그려 회복하려고 했다.

"내가 기분이 아주 나쁘다는 걸 너도 알겠지. 일이 잘 되지 않는다. 게다가 의사를 찾아가 그림을 그릴 수 있도록 허락해 달라고 청할 때면 바보가 된 기분이다. 조금이라도 건강이 좋아지려면 나는 그림을 그리면서 힘을 회복해야 한다. 내 의지를 키워주고 이런 정신적 나약함에서 벗어나게 해주는 것이 바로 그림이기 때문이다."

(반 고흐, 영혼의 편지, 빈센트 빌럼 반 고흐 저, 신성림, 위즈덤하우스, 266쪽)

1889년 8월 동생 테오에게 보낸 편지다. 고흐는 정신병에 굴복하지 않았다. 그림을 통해 이겨내려는 의지를 가졌다. 자신을 그림에 내던졌다. 정신병에 맞섰다. 1년 3개월 동안 아를에서 200여 점의 그림을 그린다. 요양원으로 오고 1년 후 1890년 5월에 동생 가족이 있는 파리 오베르로 떠난다.

"다행히 발작도 없었기 때문에 빈센트는 오베르에 머문 70일 동안에 무려 80점의 유화와 64점의 스케치를 그릴 수 있었다."

(길 위의 빈센트, 홍은표, 인디라이프, 331쪽)

파리로 와서 죽을 때까지 맹렬히 창작 활동을 이어갔다. 현대에 고흐는 양극성 장애를 겪었을 것이다. 편지를 통해 극도의 행복감과 우울감이 반복적으로 나타난다. 작품 활동이 활발할 때 "삶이 너무 아름답다"라고 하지만, 며칠 후에는 "나는 너무 불행하다, 죽고 싶다"라고 말한다.

고흐는 27세에 전업 화가가 되기로 결심한다. 37세에 10년 동안 2,100점의 그림을 그렸다. 이틀에 한 점씩 그렸다. 1888년 아를에서 70일 동안 75점을 그렸다. 하루에 한 점 이상 그린 적도 있다. 오베르에선 하루에 두 점씩 그렸다. 결혼하고 자녀를 낳은 동생 테오에게 생활비를 받는 죄책감으로 스스로 복부에 총을 쏴 죽는다. 동생 테오도 6개월 후 죽는다. 비운의 화가, 광기의 화가라고 부른다. 10년 동안 고흐는 불행하기만 했을까? 나는 고흐를 이렇게 부르고 싶다.

'그림에 온 열정을 바친 순수의 화가!'

"그래 내 그림들, 그것을 위해 난 내 생명을 걸었다. 그로 인해 내 이성은 반쯤 망가져버렸지. 그런 건 좋다. 하지만 내가 아는 한 너는 사람을 사고 파는 장사꾼은 아니다."

1890년 7월 29일 고흐가 사망할 때 가지고 있던 마지막 편지이다. 무엇을 위해 생명을 걸어본 적이 있는가? 모든 것을 걸어 시도해 본적이 있는가? 아무것도 바라지 않은 채. 그림을 그리는 것. 고흐는 이 하나에 몰입했다. 누구보다 행복했을 것이다.

"무엇을 시도할 용기도 없으면서 멋진 삶을 바란단 말인가?"

나에게 가장 큰 용기를 준 문장이다. 조현병에서 헤어나올 수 없을 것만 같을 때가 있었다. 이때 이 문장으로 두려움과 걱정을 이겨낼 수 있었다. 편입, 춤, 음악, 대학생활, 아르바이트, 동아리. 세상에 나아갈 때마다 힘을 주었다. 멋진 삶을 살고 싶었다. 지금도 마찬가지다. 멋지다는 건 어렵기 때문이다. 지금 어려운 상황에 있다면 멋진 삶을 살 수 있는 기회를 얻은 것이다.

고흐는 정신병이라는 어둠이 있었기에 희망이라는 빛을 봤다. 그림을 그려 이겨내려고 했다. 죽어서도 많은 사람들에게 용기와 희망을 준다. 정신병을 희망으로 바꾼 거장이다. 정신병은 고흐에게 희망과 용기라는 선물을 주었다. 정신병은 새로운 기회이다. 결코 좌절해선 안 된다. 가슴에 희망을 품어야 한다. 고흐가 그랬던 것처럼.

3. 우울증을 극복해서 미국 대통령이 된, 에이브러햄 링컨

미국을 노예제도에서 해방시키고 남북전쟁이라는 역사적 분열을 통합으로 이끈 대통령, 에이브러햄 링컨. 그는 강인한 지도자, 위대한 연설가, 정의의 화신으로 기억되지만, 그의 내면은 늘 깊은 슬픔의 그림자와 함께였다. 링컨은 생애 내내 만성적인 우울증을 앓았다. 지금 우리가 '우울장애(MDD)'라고 부르는 정신질환의 진단명이 없던 19세기에도, 그의 주변 사람들은 링컨의 극심한 침울함과 절망을 목격했고 때로는 그의 생명을 걱정하기도 했다. 링컨의 이야기는 우리에게 말한다. 정신적 고통은 약함의 증거가 아니며, 오히려 그 고통을 견디고 이겨낸 사람이 진정으로 위대한 존재가 될 수 있다는 것을.

링컨의 정신적 고통은 어린 시절부터 시작되었다. 아홉 살에 어머니를 잃었고, 이후 새어머니에게 입양되다시피 길러졌다. 가족을 향한 깊은 애정과 이별의 경험은 그에게 일찍부터 상실과 고독을 각인시켰다. 성인이 되어서는 정치와 연애 양쪽에서 연달아 실패를 경험했다. 특히 1835년, 약혼녀 앤 러틀리지의 갑작스러운 사망은 그의 삶에 치명적인 타격을 주었다. 그는 수개월 동안 극심한 무기력과 자살 충동에 시달렸고, 친구 조슈아 스피드는 "우리는 칼과 면도날을 모두 치워야 했다. 그는 언제 무너질지 알 수 없었다"고 회상했다.

링컨의 우울증은 단발적인 삽화가 아니라 반복적이고 만성적인 양상을 띠었다. 선거에서 낙선하거나 지지자들에게 배신당할 때마다 그는 자신의 존재 이유를 잃은 듯한 절망을 드러냈다. 1841년, 절친한 친구 메리 토드와의 약혼이 파혼되었을 때는 심한 절망 속에 갇혀 있었다. 그는 편지에 "나는 더 이상 살아 있을 이유가 없다"고 적었다. 그의 연설문, 특히 게티즈버그 연설의 감정적 깊이와 죽음에 대한 반복적 언급은, 그가 고통을 예술적 언어로 승화시켰다는 방증이다.

조슈아 울프 솅크(Joshua Wolf Shenk)가 쓴 『링컨의 우울』(Lincoln's Melancholy)에 따르면, 링컨의 증상은 현대 정신의학에서 말하는 주요우울장애(Major Depressive Disorder)의 진단 기준에 상당 부분 부합한다. 그는 깊은 자책감, 수면 장애, 무기력, 심한 고독, 때로는 현실 도피적인 유머에 의존하는 모습을 반복적으로 보였다. 링컨이 남긴 시, 연설, 자필 편지들은 그가 끊임없이 죽음과 고통에 대해 사색했으며, 자신의 무가치함과 세계의 불합리에 대해 고민했음을 보여준다.

하지만 그는 그 어두움 속에 머무르지 않았다. 그는 고통을 글로 표현했고, 말로 연설했다. 현실을 바꾸는 데 쓸 에너지를 자신 안에서 끌어올렸다. 그가 이끈 남북전쟁의 종식과 노예 해방은 단지 정치적 사건이 아니라, 우울이라는 고통을 품은 인간이 세상을 향해 외친 구원의 외침이기도 했다.

링컨의 삶은 오히려 우울이라는 내면의 어둠 속에서 더욱 깊어졌고, 그 깊이는 통찰과 공감이라는 빛으로 변했다. 그는 의회에서 여러 번 낙선했고, 약혼녀 앤 러틀리지(Ann Rutledge)를 잃은 뒤에는 극심한 슬픔에 빠져 우울증이 악화되었다. 절망 속에서 그는 친구에게 "나는 죽고 싶다. 하지만 행동으로 옮기지는 않겠다. 아직 나에게 할 일이 남아 있기 때문이다"라고 말한 것으로 전해진다. 이는 그가 고통 속에서도 의미를 붙잡았다는 명백한 증거다.

그가 우울증과 공존하면서 이뤄낸 대표적인 역사적 성취는 바로 미국의 내전을 이끌고 노예제를 폐지한 일이다. 남북전쟁이라는 역사적 대혼란 속에서 링컨은 내면의 혼란을 이겨낸 경험으로 미국을 통합했고, 인간의 존엄성을 지키고자 싸웠다. 노예해방 선언문에 서명한 그의 손은, 절망의 밤을 수없이 통과한 사람만이 가질 수 있는 확고한 신념의 결과물이었다. 비록 그는 자신의 생애를 "실패의 연속"이라고 평가했을지도 모르지만, 인류는 그를 가장 위대한 지도자 중 하나로 기억한다.

또한 그는 끊임없이 자신과 싸우며 타인의 고통에 더 민감해졌고, 상대 진영을 '적'이 아닌 '화합의 대상'으로 바라보려 했다. 전쟁이 끝나갈 무렵, 링컨은 이미 패한 남부를 처벌하는 대신 "원한 없이, 자비로" 포용하자고 말했으며, 이는 그의 통합적 리더십이 단순한 정치 전략이 아니라 깊은 인간 이해에서 비롯되었음을 보여준다. 정신의 고통을 지나온 사람만이 가질 수 있는, 그런 진심이었다.

링컨은 우울증이라는 평생의 짐을 지고 살았다. 하지만 그 짐은 그의 등을 짓눌렀다기보다, 세상에 단단히 발붙이고 서게 만들었다. 그는 자신의 약함을 숨기지 않았고, 고통을 무시하지도 않았다. 그 대신 그는 고통을 정면으로 마주하고, 자신 안의 어둠을 역사의 빛으로 바꾸었다.

우울증은 그의 약점이 아니라, 세상과 인간을 바라보는 창이 되었다. 다른 이들의 고통을 무시하지 않았고, 삶의 의미를 쉽게 소비하지 않았다. 그의 연설문은 화려하지 않았지만 묵직했고, 그의 리더십은 강압적이지 않았지만 설득력이 있었다. 그는 상처를 가진 사람이야말로 진정한 위로를 줄 수 있다는 사실을 증명했다.

"나는 슬픔을 알기 때문에, 세상을 조금 더 따뜻하게 바라볼 수 있었다."

만약 링컨이 고통 없는 삶을 살았다면, 그는 아마 그토록 위대한 사람이 되지 못했을 것이다. 정신병은 선물이 아닐 수도 있다. 하지만 그것을 품고 살아낸 인간은, 세상을 바꿀 힘을 가질 수 있다. 링컨은 그 가능성을 보여준 위대한 증거다.

4. 2차 세계 대전을 승리로 이끈 우울증 환자, 윈스턴 처칠

"나는 다시 블랙 독이 찾아왔다는 걸 느낄 수 있었다."

윈스턴 처칠이 그의 우울을 묘사할 때 사용한 표현이다. '블랙 독(Black Dog)'은 단순한 은유가 아니었다. 그것은 그를 그림자처럼 따라다닌 고통이자, 죽음보다 더한 무게였다. 영국의 정치가이자 저널리스트, 화가, 군인이었던 그는 끊임없이 몰아치는 내면의 폭풍 속에서 삶을 견뎌야 했다. 처칠은 후일 2차 세계 대전이라는 인류 최대의 재난 속에서 영국을 구한 구국의 영웅이 되었지만, 그의 일생은 찬란한 성공의 연속이 아니었다. 오히려 치명적인 정치적 실책과 개인적 절망, 반복되는 우울의 공습 속에서 위대한 리더로 성장했다.

그의 우울은 일시적인 기분 저하나 슬픔이 아니었다. 정신의 깊은 골짜기, 아무리 잠을 자도 개운하지 않고, 아무리 주위를 둘러봐도 빠져나올 출구가 보이지 않는 암흑 같은 고통이었다. 잠 못 이루는 밤, 자살 충동, 사람들과의 단절, 세상에 무관심해지는 상태. 처칠은 이를 단지 피하거나 억제하려 하지 않았다. 그는 이를 그대로 끌어안고 자신의 일부로 받아들였다. 그러면서도 그는 멈추지 않았다. 공포를 뚫고 전장을 지휘했고, 고통을 끌어안고 국민 앞에 섰다. 처칠은 '정신병을 이겨낸 사람'이 아니라, '정신병과 함께한 사람'이었다.

20세기 초, 처칠은 이미 이름을 떨친 정치인이었다. 그는 해군 장관, 내무부 장관 등 요직을 거치며 승승장구했지만, 1915년 갈리폴리 전투의 참패는 그를 정치의 중심에서 밀어냈다. 이 실패는 그의 경력에 치명적이었고, 이후 1920~30년대는 '정치적 암흑기(Wilderness Years)'로 불리는 시기였다. 그 사이 그는 자주 외로움과 무력감에 빠졌고, 반복되는 우울 증세에 시달렸다. 친한 정치적 동료들과의 관계도 멀어졌고, 언론과 여론의 외면도 깊어졌다.

그의 가족조차 그의 감정의 깊이를 온전히 이해하지 못했다. 부인 클레멘타인은 그를 헌신적으로 도왔지만, 때때로 그의 깊은 침묵과 불안정함을 감당하기 어려워했다. 처칠은 자살 충동을 느낀 적이 있다고 고백했고, 특히 고층 건물의 발코니에 설 때면 강한 끌림을 느꼈다고 한다. 이런 고백은 단지 한 사람의 나약함이 아니라, 고통에 대한 진실한 증언이다. 처칠은 영웅이기 이전에 한 사람의 인간이었다.

그의 증상은 오늘날 우리가 이해하는 우울증의 전형적인 모습과 일치한다. 밤마다 수면제와 위스키에 의존했고, 오랜 시간 침대에서 일어나지 못한 날도 많았다. 그러나 그가 가진 강한 정신력은 이 우울을 잠재우기보다는, 그것을 끌어안고도 앞으로 나아가게 했다. 그는 자신의 감정을 숨기지 않았고, 때로는 연설에서 자신의 나약함을 간접적으로 언급하기도 했다. 이를 통해 국민은 그에게 단지 '강한 지도자' 이상의 무언가, 인간적 진정성을 느꼈다. 이것이 처칠 리더십의 핵심이었다.

그는 실패에 굴복하지 않았다. 되려 실패를 발판으로 삼아 내면의 감정과 싸우는 법을 익혔다. 블랙 독은 그를 집어삼키려 했지만, 그는 블랙 독의 고삐를 쥐고 걸어갔다. 그것이 가능했던 이유는 그의 마음속에 자리한 단 하나의 신념 때문이었다. "절망에 빠지지 말고, 계속 전진하라." 이 신념은 곧 그가 국민에게 남긴 가장 큰 유산이 되었다.

처칠은 역사상 가장 어두운 시대, 제2차 세계 대전이라는 전 지구적 위기 속에서 영국 국민을 하나로 이끈 지도자였다. 그러나 이 외면적 강인함 뒤에는 그 누구보다 깊고 질긴 어둠이 있었다. 그는 자신이 경험하는 우울증을 "블랙 도그"라 불렀다. 블랙 도그는 예고 없이 나타나 그의 의욕과 자존감을 모두 앗아가곤 했다. 스스로 목숨을 끊고 싶다는 충동을 자주 느꼈고, 친구들에게도 절망감을 토로한 적이 많다.

1911년, 해군장관직에서 물러난 후 그는 극단적인 무기력에 빠졌으며, 당시 주변인은 처칠이 낙심 속에서 "죽음에 대해 말하는 것이 일상"이었다고 증언한다. 그러나 그는 이 블랙 도그를 피하지 않았다. 오히려 그것과 싸우며 함께 살아가는 법을 배웠다.

특히 1940년, 독일군이 유럽을 휩쓸고 프랑스가 점령당했을 때, 영국은 절체절명의 위기에 봉착해 있었다. 대부분의 정계 인사들은 독일과의 협상을 주장했지만, 처칠은 끝까지 저항을 주장했다. 그의 가장 유명한 연설인 "We shall fight on the beaches(우리는 해변에서도 싸울 것이며…)"는 국민에게 희망을 불어넣었고, 그 스스로에게도 절망을 이기는 불꽃이 되었다. 절망의 나락에서 되뇌인 수많은 연설들은 결국 그 자신에게 향한 위로이자, 국민 전체에 대한 치유의 언어였다.

그는 이 위기를 단지 외부의 침공으로 보지 않았다. 내부의 공포와 냉소, 체념이야말로 진짜 적이라고 보았다. 그가 보여준 끈기와 담대함은 강철 같은 심장에서 나온 것이 아니라, 깊은 내면의 고통을 껴안고 통제하려는 인간적인 의지에서 비롯된 것이었다. 그는 생을 걸고 증명했다. 우울증이 인간을 무너뜨릴 수는 있어도, 그것이 반드시 끝은 아니라는 것을. 오히려 깊은 고통은 위대한 통찰력과 공감을 낳는다. 처칠은 자신의 우울증적 기질로 인해 더 민감하게 미래를 예측했고, 위기의 징후를 누구보다 먼저 감지했다. 1930년대 후반 대부분의 정치인들이 히틀러를 회유하려 했던 반면, 그는 단호하게 "이 사람은 멈추지 않을 것이다"라고 경고했다. 결과는 그의 직감이 옳았음을 증명했다.

그의 회고록 『The Gathering Storm』은 단지 전쟁의 서사일 뿐 아니라, 한 인간이 고통 속에서도 어떻게 희망을 끌어낼 수 있는지 보여주는 살아 있는 증언이다. 그는 정신적으로 무너지기 쉬운 순간에도 역사의 거대한 흐름을 읽고, 때로는 무대에 올라 목소리를 높이며, 때로는 홀로 글을 쓰며 내면의 균형을 잡았다. "내 사명이 끝났다고 느끼면 죽을 준비가 되었노라"고 말할 정도로, 그는 자신의 생을 사명으로 불태웠다. 우울증 속에서도 그는 멈추지 않았고, 결국 블랙 도그와 함께 역사의 방향을 바꿔놓았다.

처칠의 삶은 단순한 전쟁의 승리나 정치적 업적만으로 설명될 수 없다. 그것은 무엇보다도, 자기 내면의 무너짐과 끝없는 싸움을 견디며, 인간 정신의 존엄성을 증명해낸 일대기였다. 그는 전쟁 영웅이기 이전에, 자신을 파괴하려 드는 내면의 그림자와 싸워 이긴 승자였다. 그의 블랙 도그는 사라지지 않았다. 언제나 그의 곁에 있었다. 그러나 그는 그것을 두려워하지 않았고, 도망치지 않았다. 블랙 도그가 짖을 때마다 그는 술을 마시지 않고 오히려 말로, 글로, 행동으로 대응했다. "나는 두려움을 내 의지로 압도한다"는 그의 정신은, 단지 유명한 어록이 아니라 매 순간의 실천이었다.

오늘날 수많은 이들이 정신 질환으로 고통받고 있다. 때로는 약을 먹고도 낫지 않고, 상담을 받아도 공허함이 남는다. 그런 이들에게 처칠의 삶은 단순한 위로 이상의 가능성을 제시한다. 고통은 단지 견뎌야 할 대상이 아니라, 이해하고 다루며 살아가는 삶의 일부일 수 있다. 그는 이렇게 말했다. "성공이란 끝이 아니다. 실패란 치명적이지 않다. 중요한 것은 계속해 나가는 용기다."

정신병은 삶의 끝이 아니다. 오히려 새로운 삶의 시작이 될 수도 있다. 인간은 부서지는 존재다. 그러나 동시에 부서진 조각을 다시 붙여 더 강한 형태로 살아갈 수 있는 존재이기도 하다. 윈스턴 처칠은 이를 삶 전체로 증명해냈다. 그리고 그 증명은 지금 이 순간, 절망에 빠진 우리 모두에게 다음과 같이 속삭인다.

"당신은 아직 끝나지 않았다. 블랙 도그와 함께 걸어가도, 당신은 충분히 멀리 갈 수 있다."

Never give in
Never give in
Never, never, never, never
(절대로 절대로 절대로 포기하지 말라)
- 처칠이 전쟁 중 방문했던 처칠의 모교 해로우 스쿨에서 했던 연설

5. 천재성을 정신적 고통 속에서 꽃피운, 알베르트 아인슈타인

알베르트 아인슈타인은 우리가 떠올리는 전형적인 '천재'의 이미지를 형성한 대표적인 인물이다. 상대성 이론으로 물리학의 판도를 뒤바꾸고, 노벨 물리학상을 수상하며 20세기 과학의 상징이 되었다. 그러나 그 천재의 이면에는 사회와 부딪히고, 외로움에 시달리며, 내면의 불안을 감내했던 고독한 인간의 모습이 존재했다. 그

는 말을 늦게 시작했고, 또래 아이들과 어울리는 데 큰 어려움을 겪었다. 조용하고 내성적인 성격 탓에 교사들은 그를 '느리고 고집 센 아이'라고 평가했고, 학교에서도 눈에 띄는 학생이 아니었다. 심지어 "절대 성공할 수 없는 아이"라는 말까지 들었다. 어린 아인슈타인이 앓았던 이러한 사회적 고립감과 정서적 괴리는 단순한 기질의 문제가 아니라, 오늘날 관점에서 보면 자폐 스펙트럼이나 ADHD와 유사한 특성의 일환으로 해석할 수 있다.

그는 감정을 잘 드러내지 않았고, 반복적인 관심사에 집착하며 몰입하는 경향이 강했다. 이는 훗날 물리학적 통찰력으로 승화되지만, 어린 시절에는 가족과 교사들조차 그를 이해하지 못해 외로움을 겪게 만든 요인이었다. 아인슈타인은 종종 고립된 세계 속에서 스스로를 지켜냈으며, 그 외로움이야말로 그를 위대한 사상가로 성장시킨 심연이자 자궁이었다. 사람들과의 소통보다는 책과 숫자, 이론과 개념 속에서 위안을 찾았던 그는 어린 시절부터 정신적으로 고립된 존재였다.

아인슈타인의 삶은 통념을 거스르는 연속이었다. 스위스 취리히 연방공과대학에 입학했지만, 교수들과 불화를 겪으며 졸업 후에도 학계의 인정을 받지 못했다. 정규 교직을 얻지 못한 그는 스위스 베른의 특허청에서 일하며 생계를 유지했다. 그 시절, 그는 낮에는 특허 심사 업무를 하고, 밤에는 물리학 논문을 작성하며 지적 탐구에 몰두했다. 외부의 인정을 받지 못하는 상황에서도 그는 묵묵히 자신만의 사고방식으로 우주를 재해석했다.

그의 대표작인 특수 상대성 이론(1905)과 일반 상대성 이론(1915)은 기존 물리학의 패러다임을 무너뜨리는 혁명적인 아이디어였다. 그러나 이처럼 놀라운 사고의 배경에는 그가 끊임없이 스스로를 고립시켜 몰입하고, 내면에서 질문을 반복하며 세계를 사유했던 정신적 환경이 있었다. 그는 학문적 권위와 이론의 권위에 쉽게 고개를 숙이지 않았다. 이는 단순한 반골 기질이 아니라, 세계를 자신의 방식으로 해석하려는 깊은 내적 충동이었다. 그의 지식은 단순한 암기가 아니라, 고독한 사유와 관찰에서 비롯된 것이었다.

무엇보다도 아인슈타인의 독특한 인지 스타일은 그가 언어보다 시각적 사고에 강했다는 점에서 빛을 발한다. 그는 수학 문제를 수식으로 풀기보다, 공간적 이미지로 떠올려 해석하는 방식에 익숙했다. 이처럼 기존과 다른 방식으로 세계를 바라보았던 그는, 때로는 상식 밖의 언행으로 주변을 당황하게 했지만, 그것이야말로 그를 천재로 만든 핵심이었다. 주변과의 단절과 정신적 고립은 오히려 창의성의 온상이 되었으며, 아인슈타인은 이 고독을 창조적 에너지로 바꾸는 법을 체득한 인물이었다. 그가 남긴 말처럼, "상상력은 지식보다 중요하다"는 진리는, 아인슈타인의 외로움과 몰입이 어떤 힘을 만들어냈는지를 가장 잘 설명해준다.

알베르트 아인슈타인은 전통적인 의미에서 '정상적인 아이'가 아니었다. 말이 늦었고, 감정 표현에 서툴렀으며, 규칙적인 학교 교육과도 충돌했다. 그의 생애를 다룬 전기와 학술 연구들은 그가 어릴 적 보였던 '비정형적인' 특성들, 이를테면 강한 고집, 반복적인 일상에 대한 선호, 사회적 상황에 대한 무관심 등이 오늘날의 자폐 스펙트럼 특성과 일부 유사하다는 분석을 내놓기도 한다. 물론 당시에는 자폐에 대한 진단 체계 자체가 없었지만, 그의 행동 패턴은 명백히 전형적인 틀에서 벗어나 있었다.

아인슈타인은 어린 시절부터 숫자와 패턴에 강한 흥미를 보였으며, 언어보다 기호와 수식에 더 익숙한 모습을 보였다. 이는 그가 학교에서 문제아로 간주되었던 이유이기도 했다. 그는 기계적 암기나 명령 위주의 교육을 극도로 혐오했으며, 반복적인 사고와 몰입을 즐겼다. 수업 중에도 자신만의 우주에 빠져들어 창문 밖을 응시하며 상상에 몰두하는 일이 많았다고 한다. 이런 특성은 한편으로는 비사회적이고 고립된 성격처럼 보였지만, 다른 한편으로는 수학과 물리학이라는 세계에 깊은 집중과 탐구를 가능하게 한 기반이었다.

그는 공식적인 교육 기관과 어울리지 못했지만, 혼자서 수학과 과학을 파고들었다. 12살 때 《기하학의 정전》이라 불리는 유클리드 기하학에 빠졌고, 16살엔 시간과 빛의 본질에 대한 사색을 시작했다. 이는 훗날 상대성 이론의 토대가 된 "빛을 따라가면 어떤 일이 벌어질까?"라는 사고 실험의 출발점이 되었다. 반복적이고 강박적인 몰입은 주변 사람들에겐 이해받기 어려운 성향이었지만, 바로 그 몰입이 인류 지식의 판도를 바꾸는 이론을 탄생시킨 도화선이 된 셈이다.

아인슈타인의 삶에서 가장 큰 특징은 '사회적 부적응'과 '지적 폭발력'의 공존이었다. 그는 친구를 사귀는 데 서툴렀고, 때로는 타인의 감정을 이해하지 못하는 말을 내뱉었다. 그러나 동시에 그는 전 세계에 평화와 인류애의 중요성을 역설한 도덕적 지식인이기도 했다. 그의 이러한 양면성은 우리가 흔히 생각하는 '정상'의 틀로는 설명할 수 없는 인간 정신의 다양성과 위대함을 보여주는 결정적인 사례다.

아인슈타인은 우리에게 말한다. 위대함은 매끄러운 선 위에서 태어나는 것이 아니라, 삐뚤어진 궤도 위에서 피어난다고. 그는 전통적인 성공의 공식을 따르지 않았다. 교육 시스템의 기준에서 실패한 아이였고, 인간관계에서 서툰 어른이었다. 그러나 그는 인류의 사고 체계를 바꾸었고, 오늘날 우리가 시간과 공간을 이해하는 방식을 완전히 새롭게 썼다.

정신적으로 고통받고, 비정형적인 사고와 행동 특성을 가진 사람은 종종 세상에서 소외되곤 한다. 그러나 아인슈타인은 오히려 그 특성이야말로 자신이 가진 최고의 도구임을 증명했다. 정신병 혹은 신경 발달상의 차이가 결점이 아니라 '다른 방식의 가능성'이라는 것을 보여준 인물이었다. 그의 삶은 완벽하게 제어된 정상성의 궤도가 아니라, 끊임없이 흔들리고 충돌하며 빚어진 비정상의 곡선 위에서 궤적을 그렸다.

정신병은 치명적인 약점이 아니다. 때로는 그것이 인간이 가진 가장 순수한 힘의 원천이 된다. 자기 안의 불완전함을 정직하게 응시하고, 그것을 자신의 길로 전환시킨 사람만이 세상에 새로운 지도를 그릴 수 있다. 아인슈타인의 말처럼, "중요한 것은 질문을 멈추지 않는 것이다." 정신병을 앓고 있다는 그 사실이, 질문의 시작점일 수 있다면, 우리는 누구나 자신만의 위대한 이론을 쓸 수 있다.

그렇기에 아인슈타인은 단순히 '천재'가 아니라, '정신병을 선물로 바꾼 사람'으로 기억될 자격이 있다.

6. 조현병을 극복하고 노벨 경제학상을 수상한, 존 내쉬

존 포브스 내시 주니어. 그는 한때 미국 수학계에서 가장 유망한 천재로 손꼽히던 인물이었다. 21세의 나이에 프린스턴 대학에 진학한 내시는 단 27페이지짜리 박사 논문에서 '내시 균형(Nash Equilibrium)'을 제시하며 게임 이론의 판도를 바꾸었다. 그 이론은 단순히 수학적 성취에 머물지 않고, 경제학, 정치학, 생물학 등 다양한 분야에 응용되어 실질적인 변화를 만들어냈다. 하지만 이런 눈부신 업적 뒤편에는 아무도 몰랐던 어둠이 있었다. 30세를 전후로 그는 조현병 진단을 받았다. 망상, 환청, 피해 의식은 그의 삶을 잠식했고, 그토록 사랑했던 학문은 그의 손에서 멀어져 갔다.

미국 수학계에서 그의 이름은 한동안 사라졌다. 노벨상 수상자 존 내시가 아니라, 정신병원에 수감된 위험한 환자 존 내시로 불리던 시절이 있었다. 그런데 그가 다시 돌아왔다. 아무도 예상하지 못했던, 상상할 수도 없었던 복귀였다. 그는 조현병이라는 파괴적인 질환 속에서도 무너지지 않았다. 고통 속에서 통찰을, 침묵 속에서 집중을, 혼돈 속에서 균형을 찾아냈다. 노벨 경제학상 수상은 단지 그의 학문적 업적을 기리는 것에 그치지 않았다. 그것은 조현병이라는 낙인을 뚫고, 인간 정신이 얼마나 위대하게 회복될 수 있는지를 보여주는 위대한 사건이었다.

조현병은 단순한 정신적 아픔이 아니다. 그것은 사고, 감정, 지각, 행동 모든 것을 뒤흔드는 삶의 지진이다. 존 내시 역시 예외는 아니었다. 그가 처음 환청을 듣기 시작한 것은 MIT에서 강의를 하던 시절이었다. 그는 소련이 자신을 추적하고 있으며, 어떤 암호화된 메일을 해독해야 한다는 망상에 사로잡혔다. 일견 정교한 수학적 퍼즐 같아 보였던 그의 작업은 사실 전혀 실재하지 않는 허상들이었다. 강의 도중 흥분하거나, 길거리에서 혼잣말을 하거나, 현실과의 접점을 잃어가는 모습은 동료와 가족을 점점 멀어지게 했다.

그는 정신병원에 수차례 입원했고, 전기충격요법과 약물 치료를 반복해야 했다. 그러나 내시는 약물의 부작용으로 지적 기능이 둔해지는 것을 두려워했고, 종종 약을 거부했다. 그의 병식은 명확하지 않았고, 완치에 대한 기대는 거의 없었다. 하지만 그에게는 타고난 수학적 직관과 함께, 절망 속에서도 꺼지지 않는 무언가가 있었다. 그것은 삶을 향한 미련이자, 자신이 누구인지에 대한 기억이었다.

무엇보다 내시에게는 한 사람의 헌신이 있었다. 그의 아내 앨리샤 내시는 남편의 환각 속에서도 손을 놓지 않았다. 프린스턴 대학 또한 내시가 캠퍼스를 떠나지 않도록 조용히 배려했다. 그렇게 그는 점차 목소리를 무시하는 법을 배워갔다. "나는 더 이상 그 소리를 따르지 않기로 했다"는 그의 고백은 단순한 의지가 아니라, 생존을 위한 절박한 선택이었다. 외부의 소음보다 내면의 침묵을 선택한 그는, 마침내 다시 논문을 쓰기 시작했다. 무너졌던 시간들 위에 그는 새로운 내시 균형을 구축하고 있었다.

이처럼 존 내시의 전개는 단순한 회복 서사가 아니다. 그것은 조현병이라는 고통의 밑바닥에서부터, 다시 천재의 언어로 돌아오기까지의 눈부신 여정이었다. 지금도 많은 정신질환 환자들이 겪고 있는 고립, 낙인, 오해 속에서 내시의 이야기는 작은 빛이 된다. 그는 결국 자신의 광기를 통제했고, 조현병을 안고 살면서도 한 세기를 대표하는 수학자로서 우뚝 섰다.

존 내시는 수학적 천재로서 일찍부터 세계적인 주목을 받았지만, 그의 전성기 한가운데서 조현병 증상이 발현되었다. 프린스턴에서 연구를 이어가던 30대 초반, 그는 망상과 환청에 시달리기 시작했다. 정부기관이 자신을 감시하고 있다고 믿었고, 무의미한 신문 기사들 속에서 비밀 암호를 해독하려 했다. 그는 누군가 자신을 해치려 한다는 피해망상에 사로잡혀 점점 사회와 단절되었다. 연구실 동료들에게 경계심을 품었고, 때때로 도망치듯 연구실을 떠났다. 그는 결국 병원에 입원했고, 항정신병 약물 치료를 받았지만, 약물 부작용으로 인해 학문 활동을 지속하기 어려웠다.

치료를 받는 동안, 그는 "존경받던 수학자"에서 "기이한 사람"으로 주변의 인식이 바뀌는 것을 견뎌야 했다. 동료 교수들과 학생들은 그를 애써 외면했고, 때로는 그가 프린스턴 캠퍼스를 맴돌며 기묘한 말을 중얼거리는 모습이 우스꽝스러운 전설처럼 회자되었다. 하지만 그의 아내 알리샤는 그를 포기하지 않았다. 그녀는 삶의 동반자로서 그의 곁을 지켰고, 존 내시는 점차 병을 '극복'하기보다 '조율'하는 삶의 방식을 터득해 나갔다.

특히 주목할 점은, 내시가 약물 치료를 중단한 이후의 삶이다. 내시는 "더 이상 환청에 응답하지 않기로 선택했다"고 말하며, 자신의 환각과 망상을 인식하고 무시하려는 노력을 이어갔다. 이는 조현병 환자에게는 상상할 수 없을 만큼 고통스럽고 힘든 과제였다. 그는 한 인터뷰에서 이렇게 말했다. "나의 현실은 다르게 보이지만, 나는 그것을 받아들이는 법을 배웠습니다." 조현병이라는 병이 사라진 것이 아니라, 그의 인식과 태도가 바뀐 것이다.

이러한 정신적 전환은 놀라운 성과로 이어졌다. 내시는 병의 한가운데에서도 천재적인 수학적 직관을 잃지 않았고, 그의 대표작인 '비협조적 게임 이론'은 이후 경제학과 사회과학, 생물학 등 다양한 분야에서 엄청난 파급력을 일으켰다. 1994년, 그는 결국 노벨 경제학상을 수상했다. 시상식에서 내시는 차분한 목소리로 "이 상은 단지 수학적 성취뿐 아니라, 삶의 회복에 대한 증표입니다"라고 말했다. 한때 사회로부터 소외되고 병의 포로가 되었던 그는, 다시금 자신의 이름을 세계 정상에 올렸다.

이후 영화로 제작된 『뷰티풀 마인드』는 그가 얼마나 깊은 고통을 겪었는지, 그리고 그것을 어떻게 인간적 존엄과 의지로 극복했는지를 대중에게 감동적으로 전달했다. 이 영화는 단순한 전기 영화가 아니라, 인간 정신의 한계를 넘어선 회복의 기록이었다.

존 내시의 삶은 단순한 회복의 이야기가 아니다. 그것은 "병을 없애는 것"이 아니라 "병과 더불어 살아가는 법"을 배운 이야기다. 그는 조현병이라는 장애를 극복한 영웅이기 이전에, 그 병의 실체를 직면하고 그것을 인정하며 살아낸 '현실의 인간'이었다. 그는 약물 치료가 유일한 길이 아니라는 것을 보여줬고, 사회적 낙인과 무관심 속에서도 자신의 길을 다시 걸어간 사람이다.

내시의 삶은 정신질환이 곧 능력의 종말이 아님을 증명했다. 오히려 그는 병을 통해 인간적 깊이와 사유의 무게를 얻었고, 세상의 시선에 굴복하지 않음으로써 자기 자신을 다시 정의했다. 그의 삶은 수많은 정신질환 당사자들에게 하나의 전환점을 제시한다. "정신질환이 당신을 파괴하지 못하도록 하라. 오히려 당신이 그 위에 삶을 다시 세워가라."

　정신병은 삶의 끝이 아니다. 그것은 인간 내면의 밑바닥을 비추는 거울이자, 다시 일어설 수 있는 시작점이다. 존 내시의 이야기는 말해준다. 우리 모두의 내면에는 '아름다운 마음'이 존재한다고. 그것은 외부가 아닌 내부에서, 약물이 아닌 의지에서, 타인의 시선이 아닌 스스로의 선택에서 시작된다는 것을. 그의 삶은 수학보다 복잡했고, 게임 이론보다 극적이었다. 그리고 그 모든 고통과 실패 끝에 그는 하나의 진실을 증명해냈다. 정신병은, 극복할 수 있는 것이다. 그리고 그것은 누구에게나 가능한 일이다.

에필로그

이 책을 쓰기까지 많은 어려움이 있었습니다. 걸어온 길을 글로 남기는 일이 결코 쉽지 않았습니다. 아팠던 순간을 다시 꺼내는 것은, 그 고통을 다시 사는 일이었습니다. 수없이 멈췄고, 수없이 되새겼습니다. 내가 살아남았다는 것이 기적 같았고, 내가 이 이야기를 쓸 수 있을 만큼 회복되었다는 사실이 믿기지 않았습니다.

처음에는 단지 '살고 싶어서' 썼습니다. 내가 얼마나 무너졌는지를 기억하고, 동시에 어떻게 다시 일어났는지를 스스로 붙잡고 싶었습니다. 그렇게 시작된 글이 어느새 한 권의 책이 되었습니다. 정신병을 앓으며 잃었던 것들이 너무 많았기에, 이 기록은 단지 한 사람의 고백이 아니라, 다시 살아가려는 의지의 표명입니다.

어쩌면 이 책은 나 자신을 위한 치유의 의식이었는지도 모릅니다. 글을 쓸수록 나는 내가 나아졌음을 느꼈고, 더 이상 아프지 않기 위해 다시 펜을 들 수 있었습니다.

내 삶의 가장 깊은 어둠 속에서도 불씨처럼 남아 있었던 소망, 그 작은 희망이 나를 다시 세웠습니다. 그리고 이제는 그 불씨를 꺼뜨리지 않기 위해, 또 누군가의 어둠을 밝히기 위해, 이 책을 세상에 보냅니다.

이제 나는 말할 수 있습니다. **정신병은 내게 찾아온 가장 큰 축복이었고, 가장 아픈 선물이었습니다.**

병을 앓기 전까지 나는 '정상'이라는 이름으로 자신을 억눌렀고, 사회가 요구하는 기준에 나를 억지로 끼워 맞추려 애썼습니다. 고통은 그런 나를 부수고, 진짜 나를 다시 만나게 해주었습니다.

병은 나를 망치지 않았습니다. 병은 나에게 말을 걸었습니다. "이제는 네 마음을 들여다봐야 할 때야." 그 부름을 무시할수록 고통은 커졌고, 결국 병은 내 삶의 주인이 되었습니다. 하지만 아이러니하게도, 그 병과 마주한 순간부터 나는 진짜 나로 살아가기 시작했습니다. 정신병은 나를 바꾸기 위해 내 삶에 들어온 초대장이었고, 나는 그 초대에 응한 셈이었습니다.

이제 나는 '나도 아팠다'는 말을 부끄러워하지 않습니다. 오히려 그 말은 나를 가장 진실하게 만드는 말입니다. 정신병은 결코 수치가 아닙니다. 그것은 인간이 가진 연약함의 또 다른 이름이며, 동시에 우리가 서로를 이해할 수 있는 출발점입니다. 아픔을 인정하고 드러낼 때, 우리는 더 단단해지고, 더 깊어집니다.

나는 더 이상 예전의 내가 아닙니다. 고통을 살아낸 나, 절망을 지나온 나, 쓰러졌다가 다시 일어선 나입니다. 그 모든 것이 지금의 나를 만들었습니다. 이제 나는 안다고 말할 수 있습니다.

병이 내 삶을 무너뜨린 것이 아니라, 병 덕분에 내가 다시 살아났다는 것을.

혹시 지금, 당신도 아프고 있습니까? 이유 없이 무기력하고, 자꾸만 눈물이 나며, 아무도 없는 방 안에서 조용히 무너지고 있습니까? 그렇다면, 먼저 이 말을 건네고 싶습니다.

당신은 혼자가 아닙니다.

이 세상에는 수많은 사람들이 겉으로는 멀쩡한 얼굴로 살아가지만, 속으로는 아픔을 껴안고 살아갑니다. 그리고 나 역시 그중 하나였습니다. 병이 찾아왔을 때, 처음에는 부정하고 숨겼습니다. 하지만 병을 인정하고, 그 아픔을 받아들이는 순간부터 회복이 시작되었습니다. 그러니 부디, 당신도 스스로를 탓하지 말아주세요. 지금 이 순간에도 견디고 있는 당신은 충분히 잘하고 있습니다.

나는 말하고 싶습니다. 정신병은 당신을 망가뜨리기 위해 찾아온 것이 아니라, **당신이 진짜 자신을 만날 기회를 주기 위해 찾아온 것일** 지도 모릅니다. 병은 당신을 시험하려는 게 아니라, 당신을 초대하는 신호일 수도 있습니다. 내면 깊숙이 눌러온 감정, 외면했던 상처, 이해받지 못했던 기억들. 그것들을 마주하라는 초대장 말입니다.

회복은 단번에 오지 않습니다. 하지만 회복은 가능합니다. 그 시작은 아주 작은 '인정'입니다. "나는 아프다." 그 한마디에서 회복은 자랍니다. 그 다음은 "괜찮아, 나"라는 말입니다. 그렇게 우리는 다시 자신을 안아주는 법을 배우고, 그 마음으로 타인에게도 손을 내밀 수 있게 됩니다.

부디, 당신의 삶이 당신의 것이 되기를 바랍니다. 타인의 시선과 기준이 아닌, 당신만의 의미와 목소리로 채워지기를 바랍니다. 그리고 언젠가 당신도 누군가에게 이렇게 말할 수 있기를 바랍니다.

"정신병은 끝이 아니라, 다시 살아가기 위한 시작이었다고."

이 책을 덮는 순간, 누군가는 조용히 울음을 삼킬지도 모릅니다. 어떤 이는 마음 깊은 곳의 통증을 꺼내어 마주했을지도 모르겠습니다. 하지만 나는 확신합니다. **당신의 이야기는 이제 시작이라는 것을.**

정신병은 인생의 쉼표가 아니라, 물음표였고, 결국 느낌표로 바뀌었습니다. 나는 병을 통해 나 자신에게 물었습니다. "왜 아픈가?" "무엇을 원하는가?" 그리고 결국 이렇게 답하게 되었습니다. "나는 나답게 살고 싶다." 이것이 이 책을 마무리하며 내가 가장 전하고 싶은 말입니다.

이 책은 내 고백이자 기록이며, 동시에 당신을 위한 메시지입니다. 삶이 때로는 지독하게 아프고, 누구도 이해해주지 않는 것처럼 느껴질 때, 이 책이 작은 등불이 되었으면 합니다. 완벽하지 않아도 괜찮습니다. 흔들려도 괜찮습니다. 넘어져도 괜찮습니다. 중요한 건, **다시 일어날 수 있다는 사실입니다.**

이제 책을 덮고, 다시 당신의 하루가 시작됩니다. 부디, 오늘 하루가 어제보다 조금 더 평안하길 바랍니다. 이 책을 통해 당신이 자신의 내면을 더 따뜻하게 바라볼 수 있게 되었다면, 그걸로 충분합니다.

이제는 당신의 차례입니다. 당신만의 이야기를 써 내려가세요. 아픔이 당신을 잠시 멈춰 세웠다면, 이제 그 고통을 딛고 새로운 걸음을 시작할 시간입니다. **당신의 걸음이 삶을 향해 나아가길, 그리고 그 삶이 당신을 더욱 사랑하게 만들기를, 진심으로 소망합니다.**

우리는 다시 걸어갈 수 있습니다.
그리고 그 길 위에서, 우리는 결국 빛나게 될 것입니다.

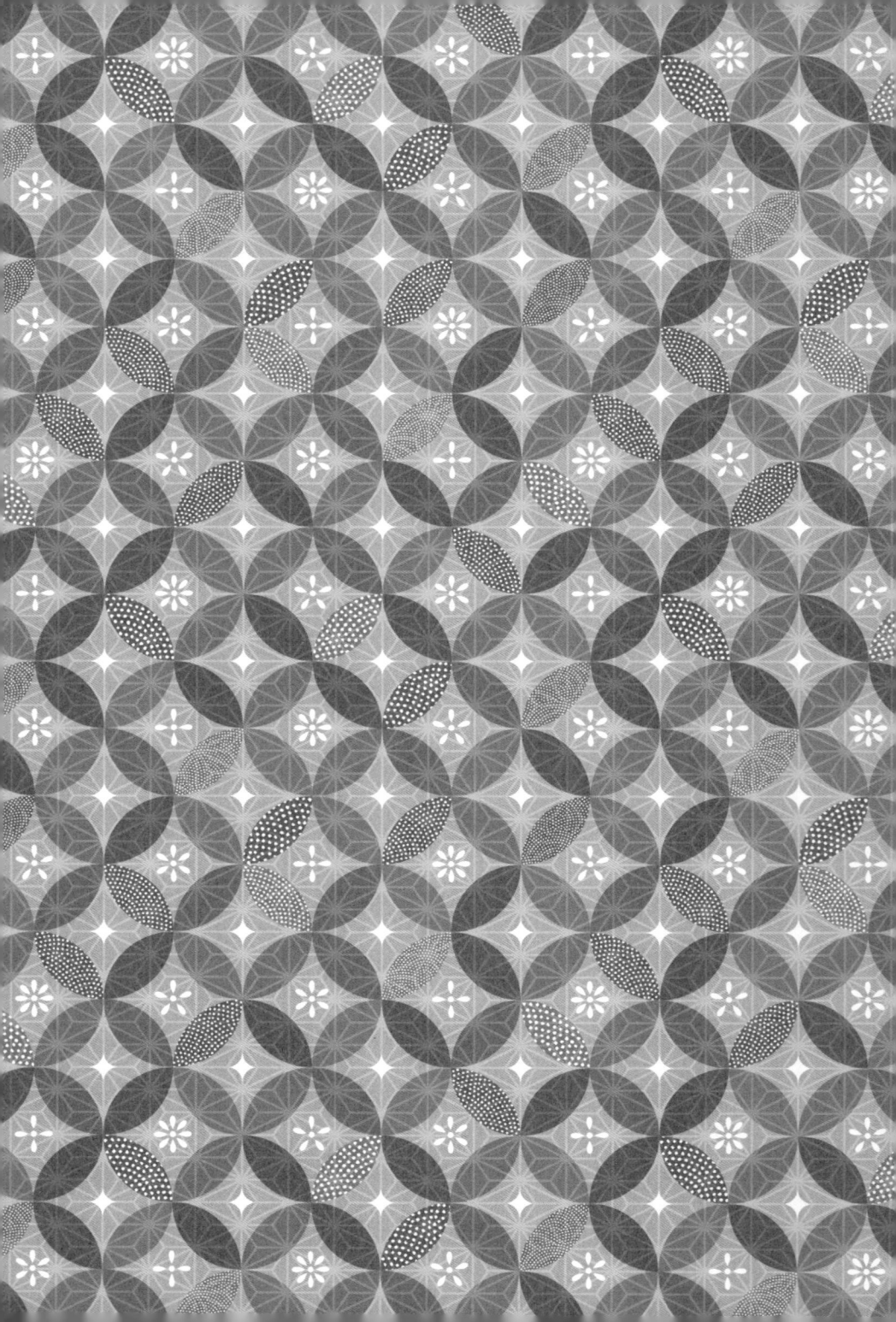